中心药房的
智慧化建设与实践

ZHONGXIN YAOFANG DE ZHIHUIHUA JIANSHE YU SHIJIAN

缪丽燕　朱建国　沈国荣◎主编

苏州大学出版社
Soochow University Press

图书在版编目(CIP)数据

中心药房的智慧化建设与实践/缪丽燕,朱建国,
沈国荣主编. —苏州:苏州大学出版社,2022.2
ISBN 978-7-5672-3795-7

Ⅰ.①中… Ⅱ.①缪… ②朱… ③沈… Ⅲ.①计算机
应用-药房-工作 Ⅳ.①R952-39

中国版本图书馆 CIP 数据核字(2022)第 028283 号

中心药房的智慧化建设与实践

缪丽燕 朱建国 沈国荣 主编

责任编辑 史创新

苏 州 大 学 出 版 社 出 版 发 行
(地址:苏州市十梓街1号 邮编:215006)
苏州工业园区美柯乐制版印务有限责任公司印装
(地址:苏州工业园区东兴路7-1号 邮编:215021)

开本 787 mm×1 092 mm 1/16 印张 12 字数 241 千
2022 年 2 月第 1 版 2022 年 2 月第 1 次印刷
ISBN 978-7-5672-3795-7 定价:49.00 元

若有印装错误,本社负责调换
苏州大学出版社营销部电话:0512-67481020
苏州大学出版社网址:http://www.sudapress.com
苏州大学出版社邮箱:sdcbs@suda.edu.cn

本书编写组名单

主　　编　　缪丽燕　　朱建国　　沈国荣

副 主 编　　程宗琦　　陈　蓉　　黄晨蓉

　　　　　　张晶晶　　王　永　　石　峻

编写人员　　(按姓氏笔画排序)

　　　　　　王　永　　王　尧　　王　玮

　　　　　　石　峻　　石　新　　包其其

　　　　　　朱建国　　刘睿娟　　孙　怡

　　　　　　李　岩　　李　轶　　豆兴茹

　　　　　　何　晶　　汪　飞　　沈国荣

　　　　　　沈海娟　　张　健　　张晶晶

　　　　　　陈　蓉　　陈一辰　　郑晓娴

　　　　　　赵　瑞　　赵雯雯　　顾宝晨

　　　　　　徐　韬　　黄晨蓉　　龚晓英

　　　　　　程宗琦　　虞　勋　　缪丽燕

前　言
Preface

　　为深入贯彻落实习近平新时代中国特色社会主义思想和党的十九大精神，推进实施健康中国战略，提升医疗卫生现代化管理水平，优化资源配置，创新服务模式，提高服务效率，降低服务成本，满足人民群众日益增长的医疗卫生健康需求，2018年，国务院办公厅发布了《关于促进"互联网＋医疗健康"发展的意见》。同年，国家卫生健康委员会和国家中医药管理局联合印发了《关于加快药学服务高质量发展的意见》，其中提出：转变药学服务模式，即从"以药品为中心"转变为"以病人为中心"，从"以保障药品供应为中心"转变为"在保障药品供应的基础上，以重点加强药学专业技术服务、参与临床用药为中心"。2021年，为了指导医疗机构科学、规范地开展智慧医院建设，提升医院管理精细化、智能化水平，国家卫生健康委员会组织制定了《医院智慧管理分级评估标准体系（试行）》，供各地、各医院推进智慧医院建设时参照使用。

　　因此，如何利用大数据、云计算、物联网等信息技术，利用各类数据资源辅助科学决策，结合智能设备控制系统，对药品的申领、储存、调配、核对、发放、使用等流程进行可追溯和精细化管理，为患者提供处方审核、药品调配、药物重整、用药交代、用药随访等药学服务，实现工作任务、场所环境等智能化管理的药房，提高医疗服务、药品配送服务的便捷程度，探索推进医院"智慧药房"的建设，已成为医院药事管理的重要课题。

　　随着医院智慧药房建设的不断发展，将住院药房和静脉用药调配中心两个部门合并成为中心药房的一体化管理和工作模式已被越来越多的医院所认同并接受，尤其在新建的医院药房规划中，陆续建立的一体化中心药房，能更好地为住院患者提供药品调配供应和药学服务工作。本书主要从中心药房药品调配与管理及药学服务着手，结合医院药房近几年信息化、自动化建设工作实际，介绍了住院患者处方审核、药品调配、药学服务及围绕这些环节开展的相关质量控制体系建设，其中药品调配包括住院患者的单剂量口服药物调配、病区用药医嘱调配、长期静脉用药集中调配、出院处方调配、麻精药品调配、手术室药品调配等。经过多年的建设与发展，中心药房的智慧化建设已初具规模，建立的住院患者用药医嘱的前置审方系统、全自动单剂量口服药物分包系统、智能摆药系统、自动贴签系统、智能分拣系统及智能物流运输系统等，在提高药品调配的准确性与用药安全性方面发挥了重要作用，希望能给国内同行提供借鉴。

本书的出版得到苏州大学出版社的大力支持，感谢各位编辑老师认真负责的审稿及对本书的精心策划与设计，感谢各位编写人员的辛苦付出。由于编写水平有限及编写时间仓促，不足之处敬请大家批评指正。我们将不断改进，以飨读者！

编 者

2021 年 11 月 29 日

目　录
Contents

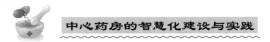

第一章 概 述

随着医院智慧化建设的不断推进，医院药房的信息化、自动化建设不断完善，药品调配逐步从人工操作向自动化调配方向发展。欧美发达国家的医院较早使用了条码技术进行药品管理，并采用集中配药系统，信息化、自动化建设发展迅速。在我国，虽然医院药房的信息化、自动化建设起步较晚，但随着医疗科技的飞速发展，近几年各种自动化设备也被陆续引进，用于药房药品的自动化调配。例如，全自动口服药物分包系统、智能摆药贴签系统、智能分拣系统等的开发与应用，在提高药品调配的准确性与用药安全性方面发挥了重要作用，也为住院患者用药服务由早期的保障药品供应逐步转向临床药学服务奠定了基础。

第一节 住院患者用药服务的国内外发展历程

住院患者用药服务是为住院患者提供药品供应、药品调配、药品管理及药学服务的总称。住院患者用药服务通常由中心药房或住院药房负责，以患者为中心，在保障药品供应的基础上，关注合理用药、安全用药，为临床和患者提供优质的药学服务。住院患者用药服务包括住院医嘱的审核，药品的申领、保管、调配、发放，用药监督，以及为患者提供其他临床药学服务等。随着药学服务内涵的不断丰富，住院患者用药服务由早期的保障药品供应逐步转向临床药学服务，因此大多数药品调剂人员亟须转型，而调配工作也需要不断地进行智慧化和信息化管理，从而促进医院药房的现代化发展，促进药师的转型。药房功能的转型和药师职能的转变在国内外医院均有所体现，但其出现的具体形式和时期略有不同。

一、国外发展

国外住院患者用药服务经历三个阶段：传统药学阶段、临床药学服务阶段和药学保健（Pharmaceutical Care，PC）阶段。欧美等国家负责住院患者用药服务的药师职能由第一阶段转型至第二阶段大多数发生在 20 世纪末至 21 世纪初。在传统药学阶段，因制药工业不发达，药物品种少，药物质量参差不齐，所以医院药房的主要任务是保障药品供应。

各个国家制药工业的起步时间有先后，这使得不同国家住院药房当下所处的阶段各异。欧美国家药品资源丰富，国人自我保健意识较强，非处方药（Over-the-Counter，OTC）的使用十分普及。非处方药不但价格低廉，品种、规格（品牌）繁多，而且其销售网点分布广泛——除了社会药房、药店以外，百货商店、超市也有很多非处方药出售。另外，这些国家医疗体系健全，基层医疗服务完善，病情轻微的患者可就近到社区卫生服务中心或私人诊所诊治。因此，在一些欧美国家，医院无门诊药房或门诊药房很少，而住院药房在院内药品服务方面所起的作用较大。随着智能化、信息化的医疗科技飞速发展，医院药师从日常琐碎繁杂的调配工作中部分地解放出来，此时药师主要处于以合理用药为中心的临床药学服务阶段。

2005 年，美国医院药剂师协会对医院的药学实践做了调查，结果显示，在大多数医院，建立安全体系仍然是重点。他们通过邮件调研采访了美国 1 173 所综合性医院和儿童医院的药剂科主任，43.5% 的医院做出了回应。其中大多数医院采用了集中配药系统，然而与 2002 年的数据相比，集中配药系统的使用率还是略有下降的。其中 72% 的医院采用了自动化的配药盒，15% 使用了机器人，不但单剂量配方制实施的比例上升，而且对高危药物和高危患者群体使用双药师检查制的比例也有所增加。在过去的 6 年里，药师的用药记录逐渐电子化，手写的用药记录大量减少。在药物使用过程中，管理技术也在持续发展——9.4% 的医院应用了条形码技术，32.2% 的医院采用了快捷注入泵。药房营业时间稳定，30% 的医院能提供 24 小时不间断的服务，大约 12% 的医院药师在下班之后也可对给药医嘱复查并录入系统。2006 年的全美临床药学服务调查显示，从 1989 年至 2006 年间，所有医院的临床药学服务都大幅度增长，其中有 864 家（76.8%）医院有临床药师提供用药记录管理。这些用药记录管理的药物通常包括氨基糖苷类、华法林、低分子肝素、氟喹诺酮类等。有 220 家（19.6%）医院实行电子化的医嘱录入系统，263 家（23.4%）使用条形码进行药品管理，439 家（39.0%）使用机器人调配药品。

在加拿大，提高用药安全的技术也有很多，但支持这些技术使用的证据较少，其具体执行还存在一定压力。横向调查加拿大 100 所最大的急救医院，其中 78% 的医院做出了回应。经常提供临床药学服务的医院占 97%，提供以药房为基础的混合静脉注射剂服务占 81%，电子化的药房订单输入系统有 77%，采用单剂量配方制的有 75%，实行电子药历的有 67%。条形码技术、电子化的医嘱录入系统的使用较少，各为 9%。大部分医院还计划增加使用新技术——投资自动化配药系统的医院占 33%，投资条形码技术的占 25%，将实行电子化医嘱录入的医院占 12%。由此可见加拿大医院对用药安全的投入还是比较大的，不少医院也愿意采用信息化、智能化的新技术来保障用药安全。

有学者介绍了西班牙药品管理中引入的新技术，主要是计算机管理系统的应用，如电子化的医嘱录入、自动化的单剂量调配、电子化的药品管理记录、集中静脉营养液的配制等。通过邮件调查了 207 家医院，其中 82 家医院做出了回应。结果显示 36.7% 的医院实行模块管理系统，22.4% 的医院实行电子化的医嘱录入。根据医院的规模，17.9%～26.7% 的医院采用单剂量配方制，5.1%～33.3% 的医院单剂量配方制是自动化的，31.5% 的医院采用了电子化的药品管理记录，63% 的医院表示将会进一步采用这些新技术以提高用药安全和智能化管理。

药学保健是 20 世纪 90 年代初西方国家提出的，药学保健要求医院药学部（科）的各个部门、各个环节都以患者为中心，以药品为手段，运用药学专业技术知识，与医师、护师共同提供负责的药物治疗，目的在于提高患者的生存质量。药学保健反映的一个非常重要的思想就是：药师应与医师、护师一起，共同对患者的药物治疗结果承担责任。要求药师必须下临床，并成为临床药物治疗小组的主要成员之一，直接面向患者，参与临床、急诊、中毒解救和门诊疑难病例的药物治疗方案的讨论，并共同对患者的药物治疗负责。从"对物"转变为"对人"，变被动服务为主动服务，变（在药房）等候服务为上门（病房、门诊）为患者服务。

目前，西方国家多数处于临床药学服务阶段向药学保健阶段过渡时期，而我国尚处于传统药学（保障药品供应）阶段与临床药学服务阶段之间，虽多数已过渡到临床药学服务阶段，但依据现阶段国情，我国大多数医院的日常调配工作量庞大且无法靠现有人手解决，很多药师无法进行临床药学服务，因此信息化、智能化设备的开发与使用显得尤为关键。

二、国内现状与发展思考

我国的制药企业起步较晚，创新药与制药设备核心技术研发相对落后，住院患者用药服务发展仍处于保障药品供应的初级阶段。另外，国内医疗机构面对十分庞大的人口基数及需要医疗资源的患病人群，很难发展如西方国家那样发达的人群高配比的家庭医师、药师、微型医院及药店，而我国医院的住院患者药学服务也经历着由合到分，再由分到合的发展过程。静脉用药调配中心（Pharmacy Intravenous Admixture Services，PIVAS，简称"静配中心"）的出现将调配场地及药学人员（或医护人员）从住院药房抽离，体现了由合到分的住院用药服务阶段。而中心药房（Central Pharmacy）的建立又将住院药房和静脉用药调配中心在功能、管理及药学人员方面有机地整合，在由分到合的住院用药服务阶段中起了关键作用。目前已有很大一部分医院在逐渐转型：中心药房设置有审方药师进行电子处方干预，中心药房的静配中心使用自动化设备进行静脉用药集中调配，中心药房住院病区药品配送配备有专门的药品运送物流小车，中心药房出院带药窗口装备有专门的自动化发药机器，等等，极大地节约了住院患者用药服务的人力物力成本，进而推动了中心药房的智慧化建设。

早期，随着人们对输液质量安全及对医务人员职业安全的逐渐重视，医院内一些抗肿瘤药物、全胃肠外营养（Total Parenteral Nutrition，TPN）药物、抗菌药物乃至普通药物等的静脉输液由散在的病房调配逐步集中到静配中心调配，促进了静配中心的诞生与发展。此时住院药房与静配中心分属两个管理部门，调配场地也不同，体现了药学服务由合至分的初阶段。据不完全统计，国内静配中心数量已发展至1 200 家左右，一些省市还根据自身医疗水平的发展情况，陆续出台了相关的静配中心验收标准和收费标准。

我国第一个静脉用药调配中心（室）于 1999 年在上海静安区中心医院建立，随后澳大利亚静脉用药调配中心（室）的经验及标准逐步被引入国内并被国内部分医疗机构所借鉴。随着国内越来越多的医院建立静脉用药调配中心（室），也为了药学发展和患者用药安全，2002 年，卫生部颁布的《医疗机构药事管理暂行规定》第 28 条指出：医疗机构要根据临床需要逐步建立全肠道外营养和肿瘤化疗药物等静脉用药调配中心（室），实行集中配制和供应。2007 年 7 月 28 日，由中国医院协会药事管理专业委员会起草的《静脉用药集中调配质量管理规范（试行）》，经卫生部医政司同意，以中国医院协会药事管理专业委员会的名义发给各家医院参考执行。随后，卫生部等于 2010 年制定的《二、三级综合医院药学部门基本标准（试行）》和于 2011 年制定的《医疗机构药事管理规定》明确规定，肠道外营养及危害药品静脉用药应当实行集中调配供应，并详细规定了二、三级医院开展静脉用药集中调配应配备的静脉用药调配中心（室）的建筑面积。从此，我国静配中心进入了有法可依的新时代，静配中心行业的发展也更为迅猛。

随着静配中心的不断发展，逐渐有医疗机构将静配中心和住院药房（口服药品的调配，病区药品发放）有机地整合为一个整体，成为中心药房。这种方法能够将两者从时间、空间、管理上高度融合，做到工作时间的错峰互补、操作空间的共享、管理上的高度统一。加上大量智能化、信息化设备的使用，中心药房内药物调配变得越来越简单、准确，且人力、物力和管理成本大幅降低，逐渐往智慧化中心药房方向发展，体现了药学服务现阶段由分至合的特点。

王玮、沈国荣等人系统地介绍了某大型三甲医院一体化智慧中心药房的建设。文章提出，利用信息化手段、引进自动化设备及在医院信息系统（Hospital Information System，HIS）的基础上进行智能化操作和管理软件的设计与开发，整合、优化工作流程，以实现中心药房的智能一体化管理，高效利用人力资源和设施设备。作者在分析 2016—2019 年该院中心药房的工作量时，发现其日均处方量逐年明显增加，且 2017—2019 年显著高于 2016 年（$P < 0.05$）；2018—2019 年中心药房的平均调配速度、病区送药及时率、医嘱调配差错数均显著低于 2016 年（$P < 0.05$）。中心药房每日安排的调配岗位药师数量由 2016 年的 22 人减少至 2019 年的 18 人，节省了 4 人。4 年间共计发放 867 份满意度调查问卷，回收 862 份有效问卷，有效回收率均在 99% 以上。病区医护人员对中心药房的工作满意度较高，2016—2019 年的平均满意度分别为 96.8%、98.4%、99.1% 和 99.1%。

金唐慧、单倩倩等探讨了配药机器人在静脉用药调配中心的应用。通过比较观察配药机器人调配药品及人工调配药品的效率、残留量、推拉针筒次数、手部意外刺伤发生率、调配药品准确率等指标，结果表明：配药机器人调配卡络磺钠、注射用头孢唑肟钠、复合辅酶、头孢硫脒 4 种药品，残留量均低于内控标准（≤溶媒体积的 5%）；配药机器人能够减少手部推拉针筒的次数；在观察的时间内，人工调配发生手部意外刺伤 6 次，而配药机器人未发生；人工调配共发生 60 次差错，而配药机器人仅发生 4 次。随着调配时间的延长，第 3 小时内机器的调配效率高于人工；1 小时内，1 名工作人员同时操作 2 台配药机器人的工作效率高于人工调配。配药机器人的大量使用提高了静配中心调配药品的准确率和工作效率，进一步推动了静配中心的自动化、信息化、智慧化建设。

雷亚猛、刘阳专门从智慧药房信息管理系统的角度进行分析，发现智慧药房信息管理系统的使用使得医院发药和补药的效率提高，也降低了错误率，通过与医院信息管理系统的对接，医院工作人员可以通过人机交互接收并处理电子处方，实时监控发药、上药过程。

综合性智慧化中心药房逐步从护士直接进行药品调配发展到由专业的调配药师进行调配，再到将一些常规的静脉用药集中调配和住院药房合二为一的综合性中心药房，为住院患者提供用药调配服务，到现在已经将手术室药房、卫星药房有机地整合到一起，并辅以信息化、自动化设备和管理技术，最终建成如今的智慧化中心药房。这些信息化、自动化设备的使用极大地加快了医院中心药房功能的转型和药师职能的转变。

第二节 中心药房介绍

近年来，随着我国经济水平与科学技术的不断进步，基于医疗改革政策的大背景下，科学管理理论在推动医院管理向着科学化、标准化发展的同时，也适应人类需求层次由低级向高级发展变化的客观规律。因此，医院药学发展离不开科学、有序、和谐的整合，中心药房正是遵循科学化、智能化的理念，不断优化，不断改善，陆续出台了各种各样的优化措施，同时激发员工的积极性和创造性，做到人和物统一化管理，以此增强科室和医院的核心竞争优势。近年来，国内外相继出现的各种管理模式的住院药房或中心药房，都在朝着统一的方向发展，都在加大临床药学的投入力度，同时不断增强药学人员的药学服务意识。中心药房也前所未有地重视人才培养，组织药师外出进修，定期培训在岗药师，更有激励药师自我提升的各种措施，使整个药师团队的专业知识和服务技能都有了很大的提高。药学部不仅注重药师素质等的软性提高，更在设备、软件上加大投入力度，各式智能化设备、软件的引入，使得药学工作更好、更优质地开展，在药学服务中起到了举足轻重的作用。

中心药房是医院为住院患者提供药品供应及药学服务的综合性职能部门，在承担着原有药品的申领、保管、调配、发放等功能的基础上，强调静脉用药集中调配、口服药的单剂量分包、用药监督及为患者提供临床药学服务等工作。为了适应社会发展，中心药房与时俱进，设备及管理日益提升，从传统的纯人工调配蜕变成现在的智能化药房，实现了流程的升级和各环节的有效衔接，降低了药师的工作强度和药品调配错误率，提高了处方审核的正确率，从而使得工作效率得到明显提高，确保患者用药安全、有效，为患者提供更优质的服务。

中心药房是医院的重要组成部分，集经营、管理、服务为一身，并与药学部的管理工作息息相关，其管理质量的优劣直接关系临床医疗行为的实际效果，因此，采取有效管理措施、确保中心药房正常运转是保障医疗机构药学服务有效性、安全性的关键。而中心药房日常工作又可划分为两个部分（图1-2-1），这两部分的工作内容看似独立却又相辅相成、合二为一，共同组成中心药房不可或缺的核心。

在住院患者的口服药物摆药工作中，传统的人工摆药因为依赖主观判断而极易出现差错，对患者的用药安全有着极大的隐患，而全自动单剂量口服药品分包机的使用则大大降低了此种不良事件的发生率。由病区医师下达口服药医嘱，中心药房药师接收并审核，审核合格后传送至口服药分包系统进行分包，并同时在药袋上打印出患者信息、药品信息、服药信息及条形码，对易混淆和高警示药品进行特殊标

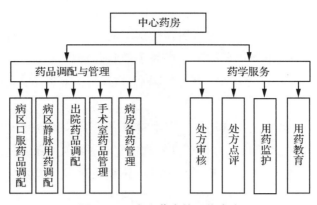

图 1-2-1 中心药房的工作内容

示。分包、核对系统留有已分包药品文字及图片信息，方便再次核查存在问题的药品，保证口服药品使用的万无一失，做到准确配发、表达清晰及药品卫生安全，对提高中心药房的工作效率具有重要的意义。口服药品的单剂量分包系统及设备的使用大大提高了患者口服用药的及时性和有效率，减少了原来整盒发药的浪费，按照患者以日计量分包后发放，提高了患者的服药依从性，降低了服错药或多服少服的风险，大大提高了治疗效果。

中心药房还设有独立的出院处方调配系统及仪器设备，医生端录入出院医嘱后，中心药房接收并审核无误后确认，传入出院摆药系统进行设备自动摆药，药师审核摆药，确认后按流程发放给患者。系统可自动识别药品轨道，正确摆放药品，还可同时自动识别摆放几种或多种药品，大大减少摆药时间，提高患者出院环节的效率，从而使患者满意度大幅上升。

病区药房智能化管理系统的应用可以积极利用网络资源，对药房的各种信息进行管理，药品的入库、储存、出库情况一目了然。中心药房针对入库药品进行效期管理，控制药品周转率，减少积压浪费，便于统计，更有利于药品管理。物流小车的使用在病房用药的摆放和发放环节起到举足轻重的作用，减少从摆药到病房使用药品的时间，从而缩短病房用药时程，保证治疗方案的有效性。

全球最早的静脉用药调配中心于 20 世纪 60 年代末在美国成立，随后欧美各国纷纷效仿。随着医疗技术的进步，静脉用药调配在临床上发挥着越来越重要的作用。近几年，静脉用药调配中心成为我国医院药学服务模式改革中探讨的热门领域和实践前沿。静脉用药调配中心是指在符合国际标准、依据药物特性设计的操作环境下，将经过药师审核后的处方由受过专业培训的药学或药学技术人员集中在万级洁净环境下、局部百级洁净的操作台上，严格按照规程对全静脉营养药物、细胞毒性药物和抗生素等静脉药物进行调配，为临床提供优质的药品和药学服务的部门。静脉药物集中调配是指将原来分散在开放环境下的各病区治疗室进行调配的静脉用药，升级为现在的先对医嘱进行前置性审核，再调配、发放的一个静脉药品集中化管理的模式，由原来的护士调配演变为现在的药师调配的工作模式，使药房管理更加统一化、智慧化。静脉药物的集中调配不仅提高了静脉药物调配的环境洁净度、药品使用的安全性，更增加了药品周转利用率，降低了消耗，节省了大量的人力和物力，提高了工作效率。

中心药房还有另外一个子部门——手术室药房。手术室药房按照《中华人民共和国药品管理法》《中华人民共和国药品管理法实施条例》《麻醉药品和精神药品管理条例》《医疗机构麻醉药品、第一类精神药品管理规定》《医疗机构药事管理规定》《处方管理办法》等法律法规建立手术室药品管理体系。手术室药房针对手术用药提供用药服务及药品管理，由手术医师及时下达医嘱，由手术室药房接收、审核、发放、空安瓶回收。麻醉药品养护、保管由手术室药房药师完成，出入库管理由中心药房药师和手术室药师共同完成，保证手术患者的用药及时性，更提高手术用药的管理效率。

病房急救药品的储备是各病区抢救危重患者、应付突发事件所必需，故中心药房在各个病区另设急救药箱，由中心药房药师管理及养护，定期到病区检查急救药箱中药品信息是否完善，包括字迹清晰度、效期、数量等，及时更新，回收字迹不清、过期等问题药品并按基数迅速补齐，药物品种与数量保证合理实用，确保抢救工作的顺利进行。同时，药师要不断提高自身专业素质，密切结合临床开展药学服务，指导护士正确贮存和使用药品，以防止配伍禁忌或其他不合理用药事件的发生。

中心药房的职能范围除了上述的各种工作环节之外，还有设在每个病区的智能药柜。智能药柜主要储备常用药和夜间用药，降低频繁配送的物流压力。医师下达医嘱，药师接收并审核医嘱，通过后传回病区的智能药柜。医护人员根据合格医嘱操作药柜系统取药并发药。该条医嘱药品取完后，扣除库存，系统归零。智能药柜的药品定期由中心药房药师进行补足库存及药品养护。

中心药房的各种智能系统及设备的有效应用，打破了传统的纯人工发放药品的低效率工作模式，药品的申领、发放统一采用轨道化配送，减少了运送时间，大大提高了送药及时性，缩短了医嘱下达与患者用药之间的时间，保证了治疗方案的有效性。现代化的信息资源的利用由原来的静配中心和病区药房的单一化管理，演变到现在的合二为一的统一化管理，不仅节省了药品资源，还大大节省了人力资源，提高了医疗质量。中心药房的前置性医嘱审核的上架，不仅可及时为全院的医务人员及患者提供最新的药品信息，减少医护人员在药品使用中的错误及患者的用药依从性，实现医学资源的共享，而且药师可参与治疗方案的制订，给医师提供用药合理化建议，杜绝个别用药失误或者治疗方案的不合理性，提高各个岗位的工作效率。

近年来，中心药房在药学服务方面加大了力度，其中处方审核工作是重中之重。

2018 年，国家卫生健康委员会、国家中医药管理局、中央军委后勤保障部三部门联合制定了《医疗机构处方审核规范》（以下简称《规范》），这为规范医疗机构处方审核工作，促进临床合理用药，保障患者用药安全提供了依据。《规范》指出，药师是处方审核工作的第一责任人。医疗机构可以通过相关信息系统辅助药师开展处方审核。对信息系统筛选出的不合理处方及信息系统不能审核的部分，应当由药师进行人工审核。据不完全统计，截至 2020 年初，江苏省借助审方系统已经开展信息结合人工审方的医院有 7 家，另有近 10 家医院的审方系统正在前期调试中，此外，有部分地区已经积极尝试推行区域审方工作。事实上，部分医院的处方审核工作，尤其是住院医嘱审核工作是由中心药房负责的。只有经处方审核规范化培训且考核合格的药师方可参与住院医嘱审核的工作，并按规定定期进行再培训。药师将日常审核出的不合理用药方案或者不合理用药，及时反馈给临床医生并进行汇总分析，在反复沟通交流中，药师不仅从中获益良多，而且对临床医生的规范化用药也起到了积极的推动作用。

除了医嘱审核工作之外，中心药房的部分药师还参与医院的临床药学团队，协助临床药师开展住院或出院患者的用药监护、用药教育等服务。他们了解患者的用药情况，为患者建立个体化用药档案，通过用药教育与指导，提升患者用药依从性，进而增加临床治疗方案的有效性；定期和临床药师沟通交流，向医师及护士提供必要的药品信息；此外，中心药房的药师应关注静脉输液（抗菌药物、抗肿瘤药物、高警示药品等）的全程化管理，尤其是临床使用环节，为护士正确地执行静脉给药提供合理化建议，并开展必要的输液中、输液后监护工作。如有些医院在住院患者的药学服务方面增设了肿瘤患者化疗用药监护，每日派专业药师指导临床护士化疗药物正确的给药方式及用药前预处理等，向患者普及给药前后的注意事项及用药后可能会出现的不良反应等，建立化疗患者档案，规范临床用药，使治疗效果最大化，从而提高了肿瘤化疗患者的生活质量。

医院药房管理的信息化不仅使医院的物流、资金流及信息流有机结合并有效控制，还增强了药品使用的透明度和安全度，其受益者不仅是患者，还有医生和药师本身，乃至整个医疗系统。时代在进步，药学在发展，药学事业在随着时代的洪流向智慧化、智能化迈进的同时，也经历着各种考验。本书根据苏州大学附属第一医院中心药房的职能，阐述了处方审核、药品调配、药品管理、用药监护和用药服务等住院患者用药服务的全过程工作规范与智慧化建设实践，为国内其他医疗机构智慧化中心药房的建设提供参考。

第二章　处方审核

目前，药物不良事件严重威胁着患者安全。有学者曾于 2015 年报道，每 100 名入院患者中，平均发生 24.3 次药物不良事件，其中五分之一是可以预防的。此外，美国卫生保健研究与质量管理处报道，住院患者中，1%～2% 的患者因用药错误导致平均住院时间延长 4～10 天。我国有关资料显示，每年约 5 000 万住院患者中，有超过 250 万患者的死亡与药物不良事件相关。用药错误造成的伤害也是致命的，美国每年有超过 7 000 名患者因可预防的用药错误而死亡。相关研究表示，通过优化患者用药方案，全球每年可节省医疗费用约 5 000 亿美元，约占全球卫生支出的 8%。

《处方管理办法》第 35 条规定：药师应当对处方用药适宜性进行审核。2018 年 7 月 10 日，国家卫生健康委员会、国家中医药管理局、中央军委后勤保障部联合印发了《医疗机构处方审核规范》，明确指出药师是处方审核第一责任人，所有处方均应当经审核通过后方可进入划价收费和调配环节，未经审核通过的处方不得收费和调配。因此，为确保患者用药合理性及安全性，住院药房药师在调配前，应由药师对住院医嘱的适宜性进行审核，若发现不合理用药，须及时联系处方医师，提出疑问并给予医师合理化建议。

第一节　审方工作需求与现状

临床不合理用药往往会给患者带来不可避免的经济损失和健康负担，甚至造成死亡。为了减少药物伤害，各国普遍采用处方审核的方式促进临床合理用药。过去国内的处方审核发生在付费完成后药品发出前，多数由发药药师独自完成。一线窗口的调配药师水平参差不齐，容易影响处方的适宜性审核结果。如果处方审核结果存疑，药师与医师之间的沟通大多依赖电话或者患者简单传话，效率低下的同时还存在误传信息的可能，存在医患纠纷隐患。另外，若设置收费前审方，其对药师审方的速度与准确性提出了更高的要求，否则就可能出现已完成诊疗患者滞留诊室，干扰医师正常接诊后续患者的现象。可见，单纯依靠人工审方的模式已不适合现在的工作需要。

目前国内的处方审核模式主要是在信息化审方软件的辅助下，实施处方的前置审核。该模式在医师开具处方进行保存时，处方审核系统会进行实时审核，对于不合理的处方将提示医师更改；若医师不认同审核结果，可发送到药师端进行人工复核，复核后，合理处方可以执行，不合理处方将由药师与医师进行沟通并干预。借助于近年来突飞猛进发展的信息技术和人工智能技术，实时处方审核模式具有复杂计算准确性好、信息接受处理加工速度快和存储记忆无限等优越性，可以很好地弥补人工处方审核的短板，契合需求。

第二节　审方平台组成

审方中心将对全院用药处方进行前置审核，结合中心审方的前置审核和静脉输液、手麻药房、出院带药、卫星药房等事后二级审核，可以做到百分之百的医嘱审核率。

一、审方中心的工作模式

审方中心的工作模式主要为在药学部（药剂科）主任的带领下由本科及以上学历、药师以上药学专业技术职务的人员组成，包括临床药师、审方药师及信息药师。其中临床药师主要负责规则维护、人员培训及本科室日常处方审核，审方药师负责日常处方审核及事后点评，信息药师负责软硬件升级及维护。在医务部的指导下，审方中心将审方药师前置审方与事后处方点评相结合，建立医院的合理用药管理平台，严把处方质量关，避免或减少药品的毒副作用甚至药疗事故的发生，从而使临床用药更加安全、有效、方便、经济。

二、审方人员资质

建议医疗机构按本单位实际情况设置审方药师岗位人数，审方药师配比可根据实施进程逐渐减少。此外还可以根据本院特点，配备专项审方药师，对重点管理药品进行专项审核。参与审方中心工作的药师要求满足以下条件：

（1）取得药师及以上药学专业技术职务任职资格，热爱药学事业，熟悉医院药学岗位流程，具有良好的职业道德和业务素质。

（2）具有 3 年及以上门急诊或病区处方调配工作经验的一线医院药学工作者。

三、审方人员培训与考核

为有效提高药师处方审核能力，满足目前医药行业对药师技术提升转型的需求，药学部须创造药师学习、培训的机会，鼓励药师不断学习专业知识，提高专业素质，了解国际国内新药动态，进一步发挥药师在药学服务中的作用，从而保障患者的用药安全。审方药师的培训可以通过参加国家或省级审方药师培训班完成，也可以由本院药学部组织专人进行培训，考核合格后方可上岗。

（一）培训方式及建议学时

1. 在线学习

在线学习内容为药物治疗学等相关专业视频课程（建议大于或等于 54 学时）。学员必须在规定的时限内完成在线学习所有课时，并通过在线考核，择优选取，参加下一步集中培训。

2. 集中培训

集中培训的内容为理论学习（建议大于或等于 50 学时）、实例训练（建议大于或等于 10 学时）、技能考核，技能考核合格后授予培训合格证明。

3. 考核方式

考核方式为在线考核＋笔试＋实训考核，成绩合格线设定可以根据各医院的实际而定，对考核合格者，颁发结业证书并准许上岗审方。

（二）建议培训内容

1. 基础理论

（1）处方审核相关法规文件；

（2）药物信息检索和评估；

（3）临床常规实验室检验指标解读；

（4）超说明书用药管理；

（5）高警示药品用药管理；

（6）审方及沟通技巧。

2. 通用审方要点及案例训练

（1）常用药物相互作用的审方要点；

（2）输液配伍审方要点及案例训练；

（3）中成药及中药注射剂审方要点及实例训练；

（4）肠外营养的审方要点及案例训练。

3. 特殊人群用药审方要点及案例训练

（1）妊娠哺乳期患者用药审方要点及案例训练；

（2）儿科患者用药审方要点及案例训练；

（3）老年慢病患者用药审方要点及案例训练；

（4）肝、肾功能不全患者用药审方要点及案例训练。

4．专科用药审方要点及案例训练

（1）抗微生物药物审方要点及案例训练；

（2）呼吸系统药物审方要点及案例训练；

（3）循环系统药物审方要点及案例训练；

（4）血液系统药物审方要点及案例训练；

（5）抗肿瘤药物审方要点及案例训练；

（6）消化系统药物审方要点及案例训练；

（7）移植用药（免疫系统用药）审方要点及案例训练；

（8）代谢及内分泌系统药物审方要点及案例训练；

（9）神经系统药物审方要点及案例训练；

（10）疼痛治疗药物审方要点及案例训练。

5．实例训练

建议安排在已开展审方工作的医院进行训练。

四、审方中心硬件与软件介绍

搭建审方中心时，需要配置与本院实际工作相适应的审方专用服务器，提供相应的网络带宽。审方中心需要配置满足审方工作需要的计算机，建立设备管理的各项规章制度和标准操作规程。设备由专人管理，定期维修保养，并有记录。记录至少保存一年。计算机的配置需要满足全院医嘱快速审核及查阅的要求，有专用打印机打印相关记录。许多医院出于信息安全的考虑，办公计算机仅链接医院内部网络，由于目前药品说明书有滞后性，为了评估医院某些超说明书用药的适宜性，建议审方中心有链接外网的计算机，以供查阅最新文献及指南共识。

前置审方系统采用浏览器/服务器（Browser/Server，BS）与客户端/服务器（Client/Server，CS）混合架构，并基于相应的计算机语言开发。医师客户端直接内嵌入医院信息系统门诊医师工作站，医师开具的处方信息通过医院信息系统传递至前置审方系统服务器，执行预审。前置审方系统服务器与数据库服务器连接，通过审方系统的医嘱或处方，既可以由审方软件预设的规则进行审方，也可以由药师端通过浏览器登录审方系统服务器 Web 操作系统进行人工审方，审方结果及不合理处方干预理由信息通过医院信息系统返回医师工作站。医师在客户端中根据提示修改处方、重开处方或注明理由后请求药师特殊放行。不合理处方由医院信息系统拦截，不传输至收费系统，直至药师端执行通过操作或审方超时。

审方中心的合理用药系统一般由处方实时自动审核、药师实时处方审核、处方点评、知识库维护与自定义、多院区管理、药品信息查询、统计分析和用户权限管理等八个模块组成。

处方实时自动审核模块是审方系统的核心模块，它根据知识库与规则库设置对全院处方与医嘱信息进行自动审核。经自动审核模块审核后定为二级不合理处方的，将随机分派给某个审方药师工作站，药师可根据系统提示进行人工审方，审方结果可反馈给医生端。配备的处方/医嘱点评模块可以调用医院信息系统处方点评模块，实现处方/医嘱在线点评。此外，在审方时，凡药师发现不合理用药，处方医师不同意修改的，该处方也将被纳入处方点评范围。

审方软件的知识库一般由药品说明书、《中华人民共和国药典临床用药须知》及审方专用数据库等组成（处方审核常用数据库见附件1），并定期由审方药师维护数据库，以达到实现医生处方开具的全方位实时监控的目的。好的审方软件应具有最前沿、最权威的医药信息数据库作为合理用药的参考标准，具有最权威的线上线下合理用药数据分析平台，能提供多样及专项的插件进行专业分析。现在国内的三级医院大部分由多个院区构成，审方系统需要提供相应的技术，逐步把采用异质化医院信息系统的各院区处方纳入进来，形成医联体内的审方中心。审方系统内直接提供药品说明书，供药师查询，也提供医院电子病史全景视图的链接，方便药师查询必要的临床信息，为正确判断提供依据。

审方系统提供工作量统计功能。自动审核结果与每名审方药师的审核结果，将会以电子表格的形式反馈给审方药师本人与审方药师组组长，组长可根据统计数据灵活安排审方药师数量。审方药师组由取得资质的临床药师与调配药师组成，所有符合条件的药师将被授予系统登录权限，药剂科主任与审方药师组组长则被授予管理员权限。审方药师仅能使用审方相关功能，并只能统计自身工作数据；具有管理员权限的药师则可使用系统全部功能，并能对全体审方药师的工作量数据进行统计调阅。

合理用药受多方面因素的影响，临床上确定一名患者的给药方案往往需要考虑多方面的因素。审方软件只能通过药品说明书、治疗指南等内容提供普遍性信息，在实际应用中很难做到有针对性的个体化分析，很多情况还需要药师根据患者临床信息及用药实际情况审核处方信息，并与医师沟通后再进行判断。审方软件仅是审核处方的一个辅助工具，不能盲目依赖，其审核结果只能作为参考依据，而不是最终结论。药师在使用审方软件的过程中应及时记录其存在的不足，适时归纳总结，定期更新、完善审方系统的规则库。随着人工智能研究的发展，审方软件可在开发中兼顾自我学习能力。

第三节　审方内容

审方药师对医嘱进行审核的依据主要有《中华人民共和国药典临床用药须知》《新编药物学》、药品说明书、系统自身数据库及相关的指南和专家共识。主要审核内容包括合法性、规范性和适宜性审核。

一、合法性审核

（1）处方开具人是否根据《执业医师法》取得医师资格，并执业注册。

（2）处方开具时，处方医师是否根据《处方管理办法》在执业地点取得处方权。

（3）麻醉药品、第一类精神药品、医疗用毒性药品、放射性药品、抗菌药物等药品处方，是否由具有相应处方权的医师开具。

二、规范性审核

（1）处方是否符合规定的标准和格式，处方医师签名或加盖的专用签章有无备案，电子处方是否有处方医师的电子签名。

（2）处方前记、正文和后记是否符合《处方管理办法》等有关规定，文字是否正确、清晰、完整。

（3）条目是否规范。

① 年龄应当为实足年龄，新生儿、婴幼儿应当写日、月龄，必要时要注明体重。

② 中药饮片、中药注射剂要单独开具处方。

③ 开具西药、中成药处方，每一种药品应当另起一行，每张处方不得超过5种药品。

④ 药品名称应当使用经药品监督管理部门批准并公布的药品通用名称、新活性化合物的专利药品名称和复方制剂药品名称，或使用由原卫生部公布的药品习惯名称；医院制剂应当使用药品监督管理部门正式批准的名称。

⑤ 药品剂量、规格、用法、用量准确清楚，符合《处方管理办法》规定，不得使用"遵医嘱""自用"等含糊不清的字句。

⑥ 普通药品处方量及处方效期符合《处方管理办法》的规定，抗菌药物、麻醉药品、精神药品、医疗用毒性药品、放射药品、易制毒化学品等的使用符合相关管

理规定。

⑦ 中药饮片、中成药的处方书写应当符合《中药处方格式及书写规范》。

三、适宜性审核

（一）西药及中成药处方的审核

西药及中成药处方应当审核以下项目：

（1）处方用药与诊断是否相符；

（2）规定必须做皮试的药品，是否注明过敏试验及结果的判定；

（3）处方剂量、用法是否正确，单次处方总量是否符合规定；

（4）选用剂型与给药途径是否适宜；

（5）是否有重复给药和相互作用情况，包括西药、中成药、中成药与西药、中成药与中药饮片之间是否存在重复给药和有临床意义的相互作用；

（6）是否存在配伍禁忌；

（7）是否有用药禁忌，儿童、老年人、孕妇及哺乳期妇女、脏器功能不全患者用药是否有禁忌使用的药物，患者用药是否有食物及药物过敏史禁忌症、诊断禁忌症、疾病史禁忌症与性别禁忌症；

（8）溶媒的选择、用法用量是否适宜，静脉输注的药品给药速度是否适宜；

（9）是否存在其他用药不适宜情况。

（二）住院医嘱的审核

与门诊处方不同，由于住院患者病情复杂，给药种类较多，所以住院医嘱需要审核的内容也有所增加。住院医嘱的审核重点除以上内容外还应包括以下内容：

（1）给药间隔。例如，将 β-内酰胺类抗菌药物每天 1 次给予，这种给药方法是错误的。因为一方面 β-内酰胺类抗菌药物中的大多数药物的半衰期短，另一方面 β-内酰胺类属于时间依赖性抗菌药物，临床疗效由血清游离的药物浓度大于最低抑菌浓度（MIC）所持续的时间来决定。增加单次给药剂量一般不改善疗效，只有当血药浓度高出最低抑菌浓度 4～5 倍时疗效才明显，血药浓度再提高，疗效不明显增加；药物的血药浓度高于 MIC 持续时间应大于给药期间的 40%～50% 时疗效才明显，故除头孢曲松钠、头孢尼西钠外，一般需要把 1 天总剂量间隔 6～8 小时给予。而喹诺酮类、氨基糖苷类抗菌药物可每天给药 1 次，因这些抗菌药物属于浓度依赖性抗菌药物，杀菌作用取决于峰浓度，与作用时间关系不密切。单次给药既可明显提高抗菌活性，又能降低细菌耐药与不良反应。

（2）相互作用和配伍禁忌。应避免繁殖期杀菌剂与速效抑菌剂联用，若必须联用，可先用杀菌剂，间隔一段时间后，再使用抑菌剂。克林霉素、红霉素、四环素与茶碱联合应用时，可抑制茶碱代谢，使其血药浓度升高，药理作用和毒性作用增强，甚至出现不良反应，因此上述药物与茶碱联用时，应适当降低茶碱剂量。

（3）溶媒适宜性的选择。青霉素类及其酶抑制剂中除苯唑西林等少数青霉素有耐酸性质，可用葡萄糖注射液作为溶媒外，其余均不耐酸，宜选用 pH 中性的氯化钠注射液来稀释。头孢菌素类溶媒的选择主要还是从具体药物的稳定性方面考虑的。如头孢地秦钠在葡萄糖注射液中稳定性差，需用氯化钠注射液稀释。部分抗菌药物的溶媒选择可参考表 2-3-1。有些药物说明书明确规定了调配溶媒量，应严格根据要求进行调配。还有些药物说明书未直接规定溶媒量，而是对调配后的最终浓度做出了要求。溶媒量很重要，如溶媒量过大，则药物的输注时间延长，药物分解而增加药物的毒性反应；溶媒量过小，药物浓度过高，会产生注射部位局部刺激和机体的不耐受，增加不良反应的发生率，给患者带来严重的后果。

（4）高警示药。如细胞毒药物应根据患者的体重、体表面积、年龄、肝肾功能和其他生理信息进行用药量的计算与核对。

（5）化疗方案。审核是否给予化疗所需的辅助药物，如预处理、水化、膀胱保护等，联合用药时给药顺序是否合理。

（6）肠外营养液用药医嘱。审核各营养元素选择是否合理，计算用量是否准确等。

（7）用药疗程延长。此类不合理医嘱主要与患者病程长及医师对药物疗程的理解不足有关，超疗程用药可导致药物在体内蓄积产生毒副作用，也会给患者和社会带来沉重的医疗经济负担。比如对于 I 类切口手术，预防用抗菌药物疗程应控制在 24 小时内，有异物植入的不得超过 48 小时。

表 2-3-1　常见抗菌药物的最佳溶媒

抗菌药物	最佳 pH	最佳溶媒
青霉素	6～7	NS、GNS
哌拉西林	4～5	5% GS①
阿莫西林	3.5～5.5	NS
头孢噻肟钠	4.5～7	NS、H_2O
头孢哌酮	3～5.5	NS②、5% GS、RL
头孢他啶	3.5～5.5	NS②、5% GS
头孢哌酮舒巴坦钠	3.5～5.5	NS②、5% GS
头孢曲松钠	4.5～6.5	5% GS①、NS
美罗培南	4.5～6.5	NS、GS、GNS
阿米卡星	4.5～6.5	GS、NS
依替米星	4～5	NS、5% GS

续表

抗菌药物	最佳 pH	最佳溶媒
妥布霉素	4.5～6	GS、NS、GNS、RS、RL
庆大霉素	4～6	NS、5% GS、GNS
氯霉素	5.5～7	NS②、5% GS
左氧氟沙星	4.05	GS、GNS、NS
阿奇霉素	4.5～6.5	NS、5% GS
万古霉素	3.5～6.5	5% GS②、NS
去甲万古霉素	4～6	5% GS②、NS
克林霉素	3～5	GS、GNS、NS、RL、RS
林可霉素	4.5～6.55	GS、NS
氟康唑	4.8	NS、20% GS、GNS、RS

说明：选用溶媒排列顺序是按首选、次选排列的，所用溶媒均为注射用溶媒。H_2O：灭菌注射用水；NS：0.9%氯化钠注射液；GS：葡萄糖注射液；GNS：葡萄糖氯化钠注射液；RL：平衡盐水注射液；RS：复方氯化钠注射液。① 在特定溶液中稳定，或须调溶媒的 pH 后再稀释；② 先用注射用水溶解后再用溶媒稀释。

第四节　审方工作

一、住院患者用药医嘱审核

（一）中心审方

医师开具处方后，在"确认保存"这一环节，系统利用自身的数据库自动对处方信息进行读取，智能化匹配处方中存在的问题。如果用药存在潜在的风险，系统会将提示信息呈现给医师，并将需要进一步人工判断的处方信息传递给审方系统药师端，药师收到信息后查看问题处方（图 2-4-1）。

审方系统可以显示处方内容、提示信息，如需进一步查看，可以从系统界面直接连接到住院病历系统，患者信息、病程记录和检验结果一目了然，药师综合各个方面判断该处方的合理性，最后点击相应的"通过"或"退回"按钮即可。退回医嘱的同时可弹出"退回理由"对话框，药师在其中输入原因，医师可在系统中查看，从而得知处方问题。

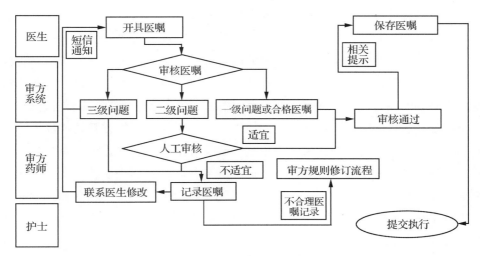

图 2-4-1 处方前置审核流程图

根据处方管理办法的规定，结合医疗机构处方审核规范的要求，前置审方系统将不合理处方分为三级：

一级不合理处方，即严重不合理用药或者用药错误处方，包括存在禁忌症、无适应证，以及超过药物极量等严重不合理处方，系统自动做拒配处理，医师必须重新开具处方，审方系统标记为"警示"级别。

二级不合理处方，即需要药师人工审方确定的不合理处方，审方系统推送至药师端，需要审核后才能执行，审方系统标记为"提示"级别。

三级不合理处方，此类处方不会对患者造成严重后果，但存在不合理之处，如不符合药品说明书某些条目，但该条目又写有"或遵医嘱"。系统对此类处方仅做提醒，不做干预，审方系统标记为"其他问题"级别。

为了避免过多处方滞后，影响医生临床治疗，系统设置审方时限为10分钟，超时后系统将自动放行，此类处方在调配阶段，将由调配药师进行二次审核。

（二）静配中心审核环节

处方经审方中心审核通过后，其中的静脉输液途径的处方自动传输到静配中心审方系统中，系统会根据给药频次、药物性质、每批的容量合理安排给药顺序。以上内容的规则由中心药房根据药品说明书要求及本院具体情况在系统中事先设置好，后续如有改动也可设置，从而保证患者输液的合理衔接。静配中心审核药师人工审核系统安排的顺序，同时对处方的适宜性进行二次审核，如需更改，可手动编排。审核结束后由静配中心的调配药师打印标签，在后续过程中若发现处方有问题，可人工对标签进行标注。

（三）手麻药房审核环节

手术室一直以来都是医院的重点技术部门，是全院绝大部分手术、术中抢救及麻醉等治疗工作开展的重要场所。手术室用药不同于病房或门诊，具有药品类别相对固定、麻醉和抢救药品居多且消耗巨大的特殊性，同时需要便于手术中取用等特点。长期以来，医院手术室的药品大部分由麻醉科护士管理，麻醉师根据需要自行领取。由于护士缺乏药品管理的相关专业知识、法律法规知识等，容易出现药物错记漏记、药物遗失、摆放混乱等问题，因此手术室药房的建立非常必要且迫切。

麻醉药的管理问题主要有处方类别使用错误，空安瓿与处方开具数量不符，患者信息填写不完整，药品用法书写不规范，缺少麻醉师签名或盖章，等等。建立手麻药房，通过药师对手术室麻醉药品实行"五专"的严格管理后，制度化、规范化的麻醉药品管理体系可以提高麻醉医师的责任意识。电子化的《麻醉、一类精神药品处方登记表》《麻醉、一类精神药品空安瓿回收记录表》《麻醉药品余液销毁记录表》等记录表格，可以精细化药品监管，从源头上防范不合格处方的产生，缩短麻醉准备时间，从而使麻醉师进入手术间即可完全进入麻醉工作，提高麻醉师的工作效率，保证医疗质量与效果。

（四）卫星药房审核环节

卫星药房是设在部分病区的临时药房，用于存放少量临床急需的急救药品和毒麻药品，或为临床一线储备一定品种和数量的急需药品，为救治危重患者赢得宝贵时间。卫星药房属于药房管理的一部分，这是医院药学由单纯供应保障型向技术服务型转变的一项重要举措。在处方审核环节，需要提高药房反应的及时性，日常管理时需要注意药品的账物相符及效期管理，这需要自动化设备的完善与医院信息系统的支持。病区提交处方时多为夜班等审方药师不在岗时间段，需要依靠审方平台自动审核医嘱的能力，这一功能需要通过药师对系统规则库的不断完善来加强。此外，为了保证医生医疗工作的正常开展，需要保证医护人员与卫星药房设备的人机交互功能，这样医生或护士可以在紧急状态下先行取药，由审方药师在事后对处方进行合理性点评及跟踪。

二、出院处方审核内容

出院处方内容审核包括合法性审核、规范性审核及适宜性审核，只有审核通过的处方才可进行药品调配。

（一）合法性审核

合法性审核是处方审核的重要前提，应审核处方开具人是否根据《执业医师法》取得医师资格，并且执业注册；处方开具时，处方医师是否符合《处方管理办法》规定在执业注册地点取得处方权；麻醉药品、第一类精神药品、医疗毒性药品、放射性药品、限制使用的抗感染药品处方，是否由具有相应处方资质的医师开具。

（二）规范性审核

处方规范性审核，主要参照《处方管理办法》第6条，处方书写应当符合办法规定的规则，不符合的判定为不规范处方。处方内药品剂量与数量用阿拉伯数字书写，剂量单位应当使用法定剂量单位。《处方管理办法》规定医生为患者开具处方必须使用药品通用名，药品通用名即中国药品通用名称（CADN），是由国家药典委员会按照《中国药品通用名称命名原则》组织制定并报国家食品药品监督管理总局备案的药品的法定名称，是同一种成分或相同配方组成的药品在中国境内的通用名称，具有强制性和约束性。每一种药品只有一个通用名。医师在书写处方正文时，如药物的用法（包括剂量、服用时间及次数）和调配方法等内容，有时还会采用拉丁文缩写或者英文缩写表示。药师应掌握处方中常用的外文缩写，并理解其中文含义。

（三）用药适宜性审核

药师还应当对处方用药适宜性进行审核，审核内容包括以下几个方面：

（1）处方用药与病症诊断的相符性。处方用药须与临床诊断密切相符，医师开具的处方要在病情与诊断栏中明确记录对患者的诊断。药师应审查处方用药与临床诊断的相符性，即加强合理用药的监控。例如：① 无适应证用药，如流感的病原体主要是流感病毒，在患者无明显感染指征的情况下给予抗菌药物治疗。② 无正当理由超说明书用药。③ 过度使用治疗用药，如滥用抗菌药、糖皮质激素、人血白蛋白、肿瘤辅助治疗药物等，无治疗指征盲目补钙等。④ 禁忌症用药等。

（2）用药剂量、用药方法是否正确。药师应掌握药品说明书推荐的剂量和用法。对特殊人群尤其要注意，如对肝肾功能不良的患者，应减少药物剂量或延长给药间隔时间，在保证治疗的同时，减少药品的不良反应；老年人由于肝肾功能减退，用药剂量应酌减；儿童用药应按说明书推荐剂量，或按照儿童体重或体表面积调整剂量。

（3）剂型选择和给药途径是否合理。

（4）是否存在重复给药的情况。

（5）对规定必须做皮试的药品，处方医师是否注明过敏试验及结果判定。

（6）是否有潜在临床意义的药物相互作用和配伍禁忌。药物相互作用和配伍禁忌也属于用药适宜性内容，鉴于这部分内容层次较多、篇幅较大，所以请参阅相关专业著述，此处不赘述。

三、专项审核

（一）抗菌药物处方审核

当今世界面临的最紧迫的公共卫生问题之一即抗菌药物耐药性问题的主要诱因

就是临床抗菌药物滥用。科学的抗菌药物管控不仅可以减少抗菌药物的滥用，从而减少细菌耐药的发生，而且可以减轻患者负担，减少住院天数。

审方中心可以在《抗菌药物临床应用指导原则》的基础上，结合不同科室的抗菌药物使用指南或专家共识，对感染高风险手术（如使用腔管的清洁-污染手术、高危的尿路结石手术等）预防用药适当放宽，严格控制低风险手术（如Ⅰ类切口手术）预防用药，制定院内《外科围手术期预防用抗菌药物的指导意见》，根据本院各科室的用药临床路径，对用药处方进行适宜性审核。

对于抗菌药物的处方审核，重点一般是药物选择、用药疗程、用药时机等。审方药师首先需要根据患者信息判断是否存在感染及感染部位，从而推测可能的病原菌及耐药情况，审核处方中的药物选择是否合理。其次根据用药目的是治疗还是预防，判断处方的用法用量及用药疗程适宜性。药师对感染低风险、无高危因素的手术术后预防用药疗程应控制在 24 小时内，其他手术预防用药疗程可依据指南原则适当放宽。

（二）抗肿瘤药物处方审核

1. 药物剂量的审核

抗肿瘤药物的给药剂量对患者疾病治疗具有重要影响，过小容易影响其临床疗效，过大又将造成不良反应。审方药师需要按照药品说明书，结合人体体表面积或体重计算出剂量范围，同时应注意某些药物的特殊毒性与个体关系。一般按体表面积计算给药剂量最为合理，可以适用于各个年龄阶段（新生儿及成人）。不论什么年龄，其每平方米体表面积的用药剂量是相同的。

2. 溶媒适宜性的审核

抗肿瘤药物的溶媒选择至关重要，关系到药物的治疗效果及患者安全。审方药师应严格按照药品说明书的要求进行审核，审核重点为溶媒品种的适宜性与溶媒量的适宜性。如卡铂的正确溶媒应为 5% 葡萄糖注射液，依托泊苷正确溶媒应为 0.9% 氯化钠注射液，注射用紫杉醇应使用 5% 葡萄糖注射液作为溶媒，注射用盐酸吉西他滨应以 0.9% 氯化钠注射液作为溶媒，吡柔比星（THP）应使用 5% 葡萄糖注射液或灭菌注射用水作为溶媒，注射用奥沙利铂应使用 5% 葡萄糖注射液作为溶媒。有些药品说明书明确规定了调配溶媒量，应严格根据要求进行调配。还有些药品说明书未直接规定溶媒量，而是对调配后的最终浓度做出了要求。

3. 给药顺序合理性审核

在临床治疗中，抗肿瘤药物联合治疗用药方案是常见的。化疗方案中两种以上不同种类的抗肿瘤药物，哪种先用至关重要。比如注射用盐酸吉西他滨和注射用顺铂联合用药时，正确顺序应是先用盐酸吉西他滨，后用顺铂，这样一方面可减少顺铂对盐酸吉西他滨的体内过程，防止骨髓抑制，另一方面可增强顺铂的疗效，减少不良反应。

肿瘤时辰化疗是指根据机体自身节律和肿瘤组织细胞动力学，选择最佳给药时机，在药物毒性最小、耐受性最佳时进行化疗。长春新碱和环磷酰胺联合应用时，应先用长春新碱，后用环磷酰胺。长春新碱可使肿瘤细胞停滞在 M 期，6～8 小时后同步进入 G1 期，环磷酰胺对 G1 期肿瘤细胞杀伤作用最强。此外，长春新碱可增加肿瘤细胞的通透性，提高细胞内环磷酰胺的浓度，使效用增强。

4. 给药途径适宜性选择

目前临床常用抗肿瘤药物的给药途径有静脉滴注、动脉注射、肌内注射、口服、腔内注射五种途径，最常用途径为静脉注射。静脉化疗给药的方法取决于药物对血管的损伤作用及细胞增殖动力学原理，有静脉推注、静脉冲入、静脉滴注三种。静脉推注法用于一般刺激性药物，静脉冲入用于强刺激性药物，静脉滴注适用于抗代谢类药物。

5. 药品超说明书使用审核

超说明书用药是指处方或使用药物超出官方管理机构批准的药品说明书范围的用药行为。由于药品说明书的更新和完善常滞后于医学研究，因而超说明书用药十分普遍，其中抗肿瘤药物超说明书使用的现象在临床实践中较为常见，可以参考《超药品说明书用药目录》及目前证据级别较高的临床指南进行审核。

（三）肠外营养液处方审核

肠外营养（PN）是指经过肠道以外的途径（通常是静脉）供给机体所需要的营养要素，包括热量（碳水化合物、脂肪乳剂）、必需和非必需氨基酸、维生素、电解质及微量元素（图2-4-2），使患者在不能正常进食或高代谢的情况下，仍可以维持良好营养状况，增进自身免疫力，促进伤口愈合，帮助机体度过危险病程。肠外营养分为完全肠外营养和部分补充肠外营养。肠外营养的途径有周围静脉营养和中心静脉营养。

肠外营养液的处方审核可以从适应证与禁忌症、营养成分、营养素用量、物理稳定性、渗透压这五个方面展开。完整的 PN 医嘱应包括脂肪乳、氨基酸、葡萄糖、维生素、微量元素、电解质等营养元素，如果没有特殊原因，缺少其中任一种营养素都为开具医嘱不

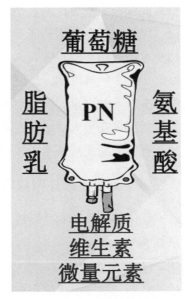

图 2-4-2　肠外营养组成

全面；适应证或选择药品不适宜，比如血脂异常（TG≥3 mmol/L）需要减量或避免使用脂肪乳。糖脂比合理范围为 1∶1～2∶1；热氮比合理范围为 100∶1～200∶1

（可适当增加蛋白质量）；阳离子用量合理范围为一价阳离子浓度合计小于 150 mmol/L，二价阳离子浓度合计小于 10 mmol/L；葡萄糖每日补充量宜小于 7 g/kg，脂肪乳每日补充量宜小于 1.5 g/kg。此外，关于肠外营养中添加胰岛素的问题，一般不推荐血糖正常患者因输注 PN 而常规补充胰岛素，也不推荐在 PN 中加入胰岛素，推荐使用胰岛素泵单独输注，如需在 PN 中加入胰岛素，建议以 1 g 葡萄糖 : 0.1 IU 胰岛素的起始比例加入。

（四）辅助用药处方审核

辅助用药是指有助于增加主要治疗药物的作用或通过影响主要治疗药物的吸收、作用机制、代谢以增加其疗效的药物，或有助于疾病或功能紊乱的预防和治疗的药品。常用于预防或者治疗肿瘤、肝病及心脑血管等重大疾病的辅助治疗。目前缺乏辅助用药的应用标准和规范，所以容易导致其用药的不合理性。辅助用药的审核重点在无适应证用药、超疗程用药、超剂量用药、溶媒不当、给药频次不当及联合用药不当等方面。

（五）特殊人群处方审核

一些特殊人群，比如老年人，其代谢是减慢的，容易发生与剂量有关的不良反应。另外，老年人对药物的敏感性也更强。因此，在审核老年人的处方时，更需要注意处方药物的剂量，甚至要考虑静脉用药的滴速。新生儿由于胃酸浓度低，胃排空时间长，血浆蛋白结合率低，加上血脑屏障也不完善，会增加药物神经毒性的可能。因此，新生儿用药需要用体重换算法和年龄换算法及体表面积换算法。妊娠期妇女也属于用药的特殊人群，对她们处方或医嘱的审核也一定要考虑适宜性的问题。妊娠是一个特殊时期，这时候用药关系胎儿的生长发育和孕妇自身的健康，因此要考虑多方面的因素。应该尽量避免用药和联合用药，并根据 A、B、C、D、X 药物分类情况综合考虑而给药。对于肝肾功能异常的患者，审方软件需要重点提示，审核医嘱时需要注意调整用法用量。

四、处方审核规则制定与维护

临床用药决策支持系统数据库由药品说明书、《中华人民共和国药典临床用药须知》、Drug Interaction Facts、Handbook on Injectable Drugs、ELSEVIER 数据库、MEDLINE 光盘数据库等组成，虽然各类提示非常完善，但如果一味照本宣科，难免过于繁杂，增加了药师审核无提示意义医嘱的时间和精力，也会降低医生对于提示的警惕性。因此，审方人员在工作中应记录下需要调整的问题提示，定期与临床药师开展审方问题调整讨论会议，参考各类指南和高级别的文献报道判断问题提示的必要性，将不必要的提示降级别或屏蔽，以进一步提高系统提示的可靠性。

（一）维护方法

浏览器中输入系统的 IP，登录维护人员的用户名和密码即可进入系统网页版，选择"审核规则自定义"进入维护界面。输入需要维护的药品首字母点击"查询"，即可出现医院具备的该药的所有品规，点击需要维护的品规就可对该药品目前的信息进行修改。

（二）维护种类

可以对药品的给药剂量、给药频次、稀释溶媒、肝肾功能个体化给药剂量设置、联合用药规则进行维护。本系统还可以设置药敏提示规则，如要求做药敏试验的药物种类、超过规定时限无药敏结果的提示、个性化药敏检查提示信息。

（三）个性化设置

药学部门应参照已拟定的处方审核相关规定开展处方审核工作，并定期进行工作总结。将工作中发现并收集的存疑处方或争议处方整理分析，邀请临床专家进行讨论，达成共识后由医务部在院内公开发布。同时，审方药师及时向部门工作人员及临床医务人员进行宣教，并将共识纳入处方审核的规则库中，从而形成一个处方合理性审核的"决策、控制、反馈、再决策、再控制、再反馈"的闭环化管理。

处方审核系统中原有的规则通常采用药品说明书中常规用法用量，无最小值也无最大值，并不能满足临床个体化治疗方案。需要结合药品说明书及最新用药指南和专家共识，多方面完善设置用法用量值域规则。比如复方丹参滴丸，说明书中用法用量为 10 丸/次，3 次/天，吞服或舌下含服，或遵医嘱。医生开具用法用量为 1 丸/次，3 次/天。通过咨询中医科医生及临床药师，一致认为药物剂量太低时达不到治疗的效果与目的，故应遵循说明书中标准用法用量。因此，可设置单次起效剂量最小值，使系统更切合临床个体化治疗方案，保障药品有效性，且能方便医生、药师及患者计算处方开具的疗程。另外，临床上给药途径多样，同一种药物若给药途径不同，其药效有时有极大的差别。设置前依据常规说明书给药途径，设置后结合药品说明书、临床用药指南及医院临床特色设置给药途径，多方面完善系统。例如，重组人促红素注射液，规格为 3 000 IU，适应证为施行透析时的肾性贫血。设置前给药途径仅有静脉注射，而临床科室常规给药途径为静脉注射和皮下注射，血透结束时从静脉端管路注射的方法来治疗透析患者贫血，能减轻皮下注射给患者带来的不必要的痛苦。查询一品两规重组人促红素注射液，规格为 10 000 IU，说明书给药途径可皮下注射或静脉注射，查询文献提示肾性贫血患者基本采用每周单次给药，皮下注射。故两种给药途径均为合理。

此外，为了保障特殊人群用药安全，建议精细化规则，分别从体重、体表面积、肌酐清除率、肾小球滤过率及年龄等角度设置个性化用法用量。个性化的用法用量包含单次剂量、给药频次和每日剂量。例如，盐酸伐昔洛韦片对疾病的精细化用法用量规则可以从肌酐清除率、体重、年龄方面设置，从而保障肾功能不全、老年人及儿童的安全有效用药。

（四）突发事件应急处理

审方中心应建立应对突发事件的应急处理制度。计算机等需要有备份设备，最好有应急电源设备防止断电。与信息科沟通，对所有的处方审核数据定期备份以防止数据丢失。信息药师授予权限，可以远程处理突发系统故障或者给特殊患者药品开通绿色通道。

五、处方审核的工作考核

全医嘱审核、处方事前干预等工作在多家医院均已开展，个体化给药时代，医院药师在为临床提供治疗药物监测、药物基因组学等技术支持的同时，在处方审核的过程中也应主动将思维由传统的"以药品为中心"转变为"以患者为中心"。药学部在工作过程中对审方药师的工作量和工作质量应该建立可操作的绩效考核制度，在处方审核工作开展的过程中发现问题、干预问题，并不断优化处方审核的相关流程。对审方工作中存在的干预错误进行回顾性研究，分析并归类药师在处方审核中存在的误区，并通过管理手段进行持续改进。这样可以提高药师处方审核准确性，为临床合理化用药管理提供参考，保障临床合理安全用药。

六、处方审核案例分析

处方审核案例分析一

头孢克洛缓释片每日一次使用；头孢西丁钠粉针、替卡西林钠克拉维酸钾每日两次使用。审核要点：需要根据抗菌药物的药代动力学特点审核给药频次，头孢克洛缓释片正确用法应为 q 12 h，头孢西丁钠、替卡西林钠克拉维酸钾正确用法应为 q 6～8 h。

处方审核案例分析二

患者，女，65 岁，NRS2002 评分 2 分；临床诊断：胃恶性肿瘤；围术期抗菌药物：术前 0.5～1 h 头孢呋辛 1.5 g；手术时长：2 h 30 min，术中出血 200 mL；术后当天：头孢哌酮舒巴坦 3.0 g，bid，最高体温 37.5 ℃。审核要点：围术期抗菌药物选择不正确，应该选择第一、二代头孢菌素。

处方审核案例分析三

患者，男，77 岁，身高 156 cm，体重 42 kg，BMI 17.3 kg/m²，NRS2002 评分 6 分；临床诊断：胃恶性肿瘤；辅助检查：肝肾功能正常；术前营养支持：20% 中长链脂肪乳 250 mL + 复方氨基酸（20AA）50 g + 丙氨酰谷氨酰胺 20 g。审核要点：非全合一形式，氨基酸选择不合理，缺少葡萄糖成分。

处方审核案例分析四

患者，女，77岁，以"右膝关节疼痛30余年，加重2月余"为主诉入院。入院第三天，行右膝关节置换术，术后给予抗菌药物预防感染，静脉注射酮咯酸注射液（30 mg，q 8 h），口服洛索洛芬片（60 mg，bid）镇痛，口服阿哌沙班（2.5 mg，q 12 h）抗栓治疗。审核要点：联合用药不适宜，重复用药。不建议两种非甾体消炎药（NSAIDs）联合使用；非选择性NSAIDs与抗凝药物联合使用会增加出血风险。

处方审核案例分析五

患者，男性，68岁，双膝关节疼痛8年，加重4个月。X片显示：双膝退行性关节炎，骨质疏松。患者既往糜烂性胃炎史7年，开具双氯芬酸钠缓释片75 mg，q 12 h。审核要点：药品选择不适宜。患者年龄68岁，既往有糜烂性胃炎病史，骨关节炎、骨质疏松需要长时间大量服用止痛药物，属于胃肠道不良反应的高风险患者。选用非选择性NSAIDs不适宜。而且，Dubois等进行统计分析后，总结出NSAIDs相关性胃肠病的危险因素男性高于女性。

附件1　处方审核常用数据库（网站、APP、软件）

1．百度学术搜索、微软学术搜索

2．CNKI、万方、维普、中国生物医学文献数据库

3．Pubmed、UP TO DATE、Clinical trials、Drugs

4．MIMS、Micromedex、LactMed、Infantrisk

5．丁香园、医脉通、医口袋、用药助手、用药参考、药智数据库、美康软件

6．中国NMPA网站、美国FDA网站、欧洲EMA网站、日本厚生省网站

7．NCCN官网、ASCO官网、CSCO官网、ESMO官网、NCI官网、CHINET官网、美国医院药师协会、广东省药学会网站

8．中医世家、中医古籍、中医识方

第三章　药品调配

中心药房的药品调配工作主要包括住院患者的单剂量口服药物分包、出院患者的处方调配、病区统领药品调配、静脉用药集中调配、手术室药房药品调配、病区智能药柜药品调配及特殊药品调配等，本章主要从各工作岗位的智慧化工作模式、工作流程、工作要点等方面进行介绍。

随着信息化、自动化建设水平的不断提高，中心药房的药品调配工作日趋智慧化，管理工作日益精细化。智慧中心药房建设所配备的相关自动化设备主要包括病区统领药品调配区的智能针剂柜和智能药架，口服药物分包区的单剂量口服药物分包机和自动核对机，麻精药品调配区的智能麻精药品柜，出院处方调配区的盒装药快速发药机及配套的智能药柜，静脉用药集中调配区的智能药仓、智能摆药小车、自动贴签机、自动配液机器人及成品输液自动分拣机，物流运送区的智能化轨道物流传输系统和气动物流传输系统等。智慧一体化中心药房的建设，实现了药品管理和调配全流程质量可追溯，既保障了住院患者的静脉输液集中调配工作的安全开展，又兼顾了住院药房的其他药品调配功能，可降低医院人力资源配置及管理成本，为智慧化医院的高质量发展提供有力保障。

第一节　单剂量口服药物分包

根据医疗机构药事管理的相关规定，住院药房应实行单剂量配发药品，多年来，医院基本实现了口服药物的单剂量配发。20 世纪，我国住院患者的单剂量口服药物调配主要由住院药房药师或病区护士在敞开的环境中进行，操作多采取传统的手工摆药方式。这种方式存在人力资源消耗大、速度慢、差错率高等问题，而且摆好的药品包装简单，通常是将一顿口服的药物放在一个敞口的小塑料杯里，放到标有相应床位信息的托盘格子里，除了床位信息之外，其他如患者姓名、用法用量等信息标示不全；同时，药品直接暴露在空气中，容易引起药品污染，存在较大的用药安全隐患。美国和日本等国家在20世纪80年代就出现了自动化的药品调配机器，使用自动包药机代替了人工摆药，避免了上述问题，提高了药学服务水平。为了提高单剂量口服药物的调配水平，实现国际接轨，2003年，天津泰达国际心血管病医院作为国内首次引进全自动包药机的医院之一，开启了使用全自动包药机单剂量配发药品的工作流程。该流程在提高工作效率、降低调配差错、减少药品浪费、方便患者使用等方面发挥了重要作用，保障了患者的用药安全。

随着药品调配流程的不断优化与改进，护士可以有更多的时间护理患者，药师可以发挥药学专业技能促进患者合理用药。自动化的摆药模式已逐渐替代人工摆药的方式，在医院药房的工作与运行中发挥着举足轻重的作用，成为现代化药房发展的必然趋势。自动化的摆药模式既充分体现了一家医院的整体实力，又能有效提高药房的工作效率与摆药准确率，确保患者的用药质量与安全。在医院计算机网络系统基础上实现口服药品分包的自动化，即全自动药品分包机的使用，不仅使医院临床科室获得更优质、更高效的药学服务，还能为药房高层次的管理提供可靠的数据依据。

近年来，医院为了更好地开展住院患者单剂量口服药物的调配与核对工作，陆续建立了自动分包与自动核对的串联调配模式，用于住院患者口服药物的长期医嘱与临时医嘱的调配。中心药房为了适应管理要求，在软件、硬件、制度、流程等方面，对全自动药品分包流程进行了一系列的改进与完善。

一、智慧化工作模式介绍

医院建立的单剂量口服药物的自动分包与自动核对的串联调配模式，基本完成了分包与核对的自动化操作，目前已成为中心药房口服药物分包的标准配置。单剂量口服药物的分包设备通常包括全自动单剂量药品分包机、自动核对机、计算机、打印机及手持扫描终端等。病区医师完成查房工作后，在工作站录入住院患者用药信息，通过审方中心审核后再由医院信息系统传递到中心药房，药师进行存盘计费、打印清单、发送医嘱，再向全自动分包机发送药品摆药信息。开始分包后，分包机会根据患者信息与服药时间对药品进行自动分包，将同一患者、同一服药时间的药品分包在同一个药袋中，在完成当前病区的药品分包后，将口服药袋卷放置于口服药核对机，扫描药袋条码并拍摄药袋照片进行比对，计算机核对后再由人工进行确认。该调配模式使整个包药、检测、核对、修改、分发的过程都有电子化记录，由此在调配管理上形成了一条完整的数据链。单剂量口服药物分包流程及分包数据全流程见图3-1-1、图3-1-2。

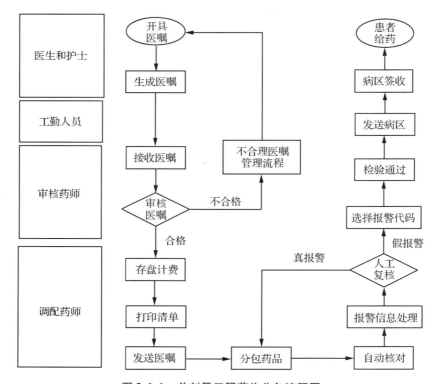

图 3-1-1　单剂量口服药物分包流程图

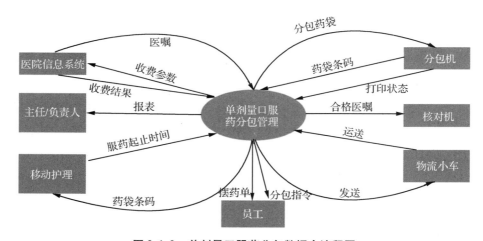

图 3-1-2　单剂量口服药分包数据全流程图

二、工作流程

（一）分包前的准备

1. 环境和设备的准备工作

单剂量口服药物由于其裸露的特性，分包工作建议在相对独立的房间内进行，并且在房间内配备有空气消毒设施，以便每天定时对房间进行空气消毒，确保药品分包环境相对洁净。药师进入片剂分包间前，应先更换洁净的工作鞋、工作服，戴一次性无纺布帽子（灭菌型），避免毛发外露；调配操作前进行手部清洗和消毒，戴一次性口罩、聚乙烯（PE）手套；用75%乙醇擦拭调配操作台；将未在分包机内注册的药品（主要指分包机无法分包的口服药）定位摆放，检查核对药品名称、有效期等；检查片剂分包间当前的温湿度是否符合要求，如果房间温湿度出现异常，则应采取相应的措施进行处理，每天上午和下午各检查一次并做好记录。

在进行单剂量口服药物分包前，首先开启全自动口服药物分包机和自动核对机进行预热，同时开启相关的计算机、打印机等设备。进入医院信息系统，开启摆药机系统（APPS），待分包机预热完成，开启全自动药品单剂量分包系统（ATF），分包机即进入等待分包状态。检查自动核对机（MDM）摄像头的防护玻璃及主通道（药袋通过的路径）是否有灰尘或污垢，如果有，用洁净的纱布轻轻擦拭。

2．补充药品的准备工作

药品的补充工作是单剂量口服药品准备工作的重要环节，对于分包机的顺利运行和库存管理都有着重要意义。药师在分包完当日的长期口服药医嘱后，会对低于库存警戒的药品进行申领。库存警戒的下限是依据药品的使用量来决定的，大致为单日用量，但是会根据药品的使用政策、临床使用变化等因素及时调整。药品申领的数量则是依据其稳定性、药盒容量、消耗量等因素设定，使用频次低的药品，申领量一般不超过一个月的消耗量；使用频次高的药品，一般设定为一周的消耗量。

利用智能加药系统的"生成领药清单"模块来确认第二日须补充的药品目录，二级库药品管理员收到领药单后安排药品发放，申领的药品会统一放置于库区固定位置。

次日早上，药师在完成临时医嘱的分包后去库区领取药品，要验收药品，仔细查看品名、规格、批号、数量，核对申领到的实际数量与清单上的申领数量是否一致。核对无误后开始脱包，脱包时每个药品留一个空的药品外包装及说明书，并在空的药品外包装上标注数量。

使用剥药机前，先检查轨道距离，及时调整。机器轧片时，可以先轧有包衣、粉尘较少的药品，将粉尘较大、有异味、易破碎的药片放在最后轧。素片类的药品，需先经药筛过筛，再投入分包机药盒，防止给机器带进过多粉尘；如剥片时发现有破损药品的，应先捡出残缺药品、胶囊碎片，以防混入分包机药盒中，给后续分包带来差错。剥药机每轧完一个品种须注意清场，确保没有药粒残留在剥药机或药盒内，才可拆下一药品。破损的药品及时向当日药品管理员报损。剥好后的裸药片与其留样药盒应放置于统一的专用容器中。

3．补充药品加药入库

利用智能加药系统搭载的掌上电脑（PDA）扫码功能，扫描药品外包装条码读取药品信息，完成入库验收，药品验收后，均会自动打印出带有药品条形码的药品信息标签（图3-1-3、图3-1-4）。

PDA扫描药品条码纸，识别出药品名称，利用PDA对药品外包装盒上的批号效期进行拍照，作为当前药品批号效期的留样照片（图3-1-5）。

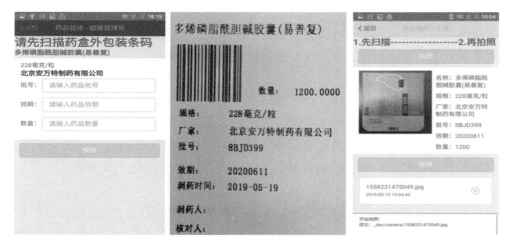

图 3-1-3　PDA端验收界面　　　图 3-1-4　药品信息标签　　　图 3-1-5　留样拍照界面

PDA扫描药品条码纸，识别出待加药品信息，再扫描分包机药盒条码进行匹配，药师将剥好的药片倒入药盒，放回分包机其所在位置，继续扫描分包机上的落位码，验证成功后完成加药过程（图3-1-6）。

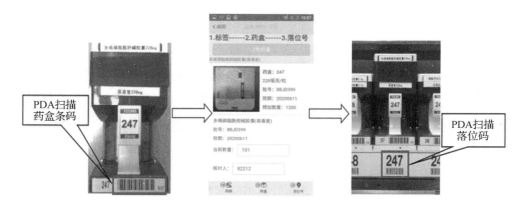

图 3-1-6　设备加药界面

完成全部领药的加药工作后，进入"剥药自动打印"，打印出当日的剥药记录（图3-1-7），记录中包含日期、药名、规格、生产厂家、批号、效期、加药数量、操作人和核对人等信息，并要求工作人员签字确认。

片剂拆零记录

日期	药名	规格	生产厂家	批号	有效期	数量	操作人	核对人
2019/5/19	地塞米松片	0.75毫克/粒	上海信谊药厂	015180507	20210528	1000		
2019/5/19	酚麻美敏片(泰诺)	CO/粒	上海强生制药	181027748	20230930	100		
2019/5/19	双氯芬酸钠缓释片(扶他林)	75毫克/片	北京诺华制药	X0736	20201130	100		
2019/5/19	对乙酰氨基酚缓释片(泰诺林)	650毫克/片	上海强生制药	181221806	20211130	90		
2019/5/19	莫西沙星片(拜复乐)	0.4克/片	北京拜耳医药	BJ43133	20210917	60		
2019/5/19	多烯磷脂酰胆碱胶囊(易善复)	228毫克/粒	北京安万特制药	8BJD399	20200611	1200		
2019/5/19	二甲双胍片(格华止)	0.5克/片	中美上海施贵宝	ABE4947	20220331	400		
2019/5/19	左氧氟沙星片(可乐必妥)	0.5克/粒	第一三共制药	BW017G1	20220213	120		
2019/5/19	阿托伐他汀片(立普妥)	20毫克/粒	辉瑞制药有限	AF3477	20211031	350		
2019/5/19	替米沙坦片(美卡素)	80毫克/片	上海勃林格殷格翰	844685	20220731	70		
2019/5/19	双环醇片(百赛诺)	25毫克/粒	北京协和药厂	181103	20211031	270		
2019/5/19	丁苯酞软胶囊(恩必普)	0.1克/粒	石药集团恩必普	118180751	20210630	720		

图 3-1-7　剥药日志打印表

（二）分包

1. 医嘱确认、计费

进入医院信息系统中的口服药界面后，按照病区号，依次确认药单号，确认无异常后存盘计费；另有一种需要存盘计费分包的药品为基数药，即各病区根据自身专科特色而设置的口服备药。

2. 医嘱打印、发送

进入摆药机系统进行处方打印，显示红色的病区是尚未分包的医嘱，打印发送后该区号就会呈绿色。打印处方时可根据实际情况选择是否打印明细。医嘱打印界面见图 3-1-8。

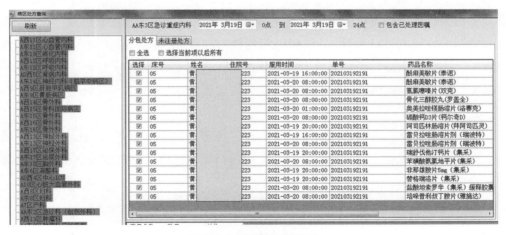

图 3-1-8　医嘱打印界面

3. 药品分包

摆药机系统中的住院摆药，刷新后显示出待分包的病区号，选中病区号，右击

"分包"，全自动药品单剂量分包系统开始逐个分包病区医嘱。分包机在接收到病区摆药信息后，由药师手工确认是否开始分包该病区的口服医嘱。开始分包后，分包机会根据患者信息与服药时间对药品自动分包，将同一患者、同一服药时间的药品分包在同一个药袋中，机内药盒所含药品会自动落于药品收集槽中，非机内药盒品种由药师根据机器屏幕提示通过加药槽加入须分包在一起的药品装入药袋后，分包机通过热封和传送设备，将装有单次服用药品的已封口药袋传送出来，完成分包。

4. 药品核对

在完成所有分包后，将口服药袋卷从核对机入口处放置于口服药核对机传送带，拽动药袋进入机内，自动核对机的读码器扫描药袋条码，通过条码自动核对机会知道整个单号的药袋的所有信息，包括这个药袋应该有什么药片，每种药的数量是多少，哪些药片是机器认识的，哪些是机器不认识的，摄像头会对每个放入其中的药袋拍摄两张图片，然后与从分包机传来的该药袋应有药品的信息进行比对。系统会发出指令要求药师人工再核对一遍，并且可同时提供该药袋中药品预先拍摄的照片作为参考进行比对。自动核对机会对图片和其他数据给出判断结果，包括比对结果，都会保存在数据库中，药师可以使用系统的"生产流程"查看未校验的单号药袋，未校验的药袋"Is Checked out"这一列的值是 0，已校验的值是 1。可以通过双击表头的"Is Checked out"进行排序，快速找到"Is Checked out"为 0 的记录，然后双击此记录进行查看。患者列表显示在屏幕的左边，患者对应的药袋出现在屏幕右边的框中。接下来查看并处理有报警的药袋。当出现一个报警时，双击这个有问题的药袋，屏幕会显示校验界面，界面有两个选项：药袋里的药是正确的，但是自动核对机报警，这种称为误报警；药袋里的药的确有问题，这种情况需要纠正药袋里的药片，称为真报警。当校验完所有有报警的药袋后，需要点击右上角的"√"，把选择的药袋标记成"已检验"，该病区药袋核对完成。当发现确实有包药错误需要改正时，药师可通过自动核对机系统对修改动作进行记录，核对无误后，通过物流系统将药品配送至病区，经护士核对无误后发放到患者手中。

5. 清场

关闭所有计算机，再关闭所有设备电源。按照"5S"（整理、整顿、清扫、清洁、素养）管理规范，将操作台上的药品全部归位，药篮子叠放整齐，用75%乙醇擦拭台面。

三、工作要点

（一）质控要点

1. 温湿度

按照药品的养护条件，片剂间的温度控制在 18～26 ℃，分包机内储存的药品均为裸片，因此片剂间的湿度控制在 50% 以内，但应不低于 35%，防止药品干燥裂片；当片剂间湿度超过 50% 时，应开启除湿功能，防止药品潮解。

2. 拆零加药记录

当日所有待补充药品用手持扫描终端加药扫描完成后，检查每个药品的批号效期数量的录入是否正确，核对无误后打印，双人复核签字。非整粒药品补充后，应在半粒药品拆零记录本上如实登记，并更换药瓶上的标签。所有入库药品的外包装盒必须毁形处理，双人签字。

3. 药盒留样

扫描分包机上的落位码，可查看当前药品的药盒留样照片，照片上的批号、效期、加药人员及加药时间必须与拆零药品加药记录一致。

4. 滞销药品质量控制

定期检查效期内的滞销药品，检查内容主要是性状考察，如有发霉、变色、吸潮、裂片等，及时向库管反映，做好销毁和登记工作；如果滞销药品未出现性状方面的问题，但拆零时间已超过半年，也应联系库管做好销毁工作。

5. 效期管理

依据三甲医院等级评审对药品的要求，拆除包装后的药品应在半年之内用完。效期预警时间是 2 个月，每月月初会将达到效期月的药品及时处理。

6. 非整粒药品

定期对非整粒药品的拆零时间进行检查，对在效期内但拆零半年以上的，联系二级库药品管理员处理。

7. 账物相符

随机抽取 10 个品种的药品，检查实物数量与库存数量是否一致，偏差不得超过 ±5%。

8. 设备实施的养护

每月分包机工程师会定时进行分包机和核对机的清洁养护，主要养护方面见图3-1-9。

9. 安全巡检

每日下班前检查插线板开关、计算机、分包机、核对机、剥药机、卷带机、加湿器开关是否正常关闭，如发现日光灯不亮、插线板老化、电线开裂等问题，及时联系维修中心予以更换。

10. 差错记录

片剂间发生的差错，如加药差错、摆药错误，内部未核对出而流入病房的，均应有详细的差错记录。

医院名称		使用科室		设备型号		设备编码	
项目	点检内容		状态		备注		
药盒	药盒有无损坏及表面清洁情况						
	药盒及面板的标识是否清晰、变更						
	药盒落药情况						
	药盒挡板是否松动或变形						
储药柜	落药通道的表面清洁情况						
	抽拉柜的滑轨润滑情况						
	5个风扇(包括包装部1个)运转情况						
	蜂鸣器状态(P系列有此功能)						
	药柜状态指示灯运行状态(U、P系列有此功能)						
翻板及药品收集	翻板部位的表面清洁及润滑情况						
	翻板的位置是否正确						
	翻板各处连接螺丝状态						
	药品收集部的表面清洁及轨道润滑情况						
备用药槽部	备用药槽的表面清洁及轨道润滑情况						
	备用药槽栅板打开关、闭位置是否到位						
	各限位开关位置是否正确						
	各驱动和输送皮带磨损情况及齿轮磨损情况						
	备用药槽LED显示灯(P系列有此功能)						
打印部	打印机工作和打印效果是否正常						
	打印磁头的表面清洁情况、是否损伤						
	打印磁头助推器工作状态						
	打印机驱动皮带是否破损						
	打印机各辊清洁情况及表面是否有破损						
包装及出口输送部	包装部的各个工作位置是否正常						
	包材盘的制动部是否正常						
	驱动主轴电机皮带和编码器皮带运行及磨损情况						
	塑封机构温度及位置是否正常及表面清洁情况						
	纵、横向塑封弹簧状态						
	驱动轴上各个凸轮和齿轮的螺丝状态						
	驱动轴各凸轮表面润滑情况						
	活门位置及表面清洁情况						
	活门连杆连接状态						
	药品溢出报警装置清洁情况						
	滑动杆磨损、清洁情况						
	走纸槽的位置检查及清洁情况						
	药袋补偿机构光电管的状态和表面清洁情况						
	药袋补偿机构加紧棍的状态及磨损情况						
	裁刀部工作状态是否正常						
	输送皮带速度检查						
	输送皮带是否有破损						
	输送扭矩是否正常						
	输送装置轨道润滑情况						
	药袋整体塑封及裁切状态						
报警检查	缺纸报警						
	缺墨报警						
	打印头扳起报警						
	加热报警						
	包装部拉出报警						
	药品溢出报警						
	收集部拉出报警(U、P系列有此功能)						
	侧面开启报警(U、P系列有此功能)						
	输出部拉出报警(U、P系列有此功能)						
	包装部门开启报警(U、P系列有此功能)						
电气系统	各部位电机常规检查						
	各部位光电管常规检查						
	配电箱的常规检查						
运行状况	整机运行状态						
状态 良好:A 一般:B 不好:C							
保养日期:		工程师签字:			客户签字:		

图 3-1-9　分包机保养记录表

（二）注意事项

（1）包药途中尽量减少药柜中药盒的加药，如需加药，用双手操作药柜，注意推拉抽屉动作一定要轻缓，避免药盒中的药品受到外界震动自行掉下，导致包药错误。

（2）药盒加药时一定要进行药品的过筛，保证加入药品的清洁，勿混入其他杂质。药品长期在药盒中旋转，可能会因自身摩擦而产生碎渣和药粉，因此要定期对药盒进行清洁，保证落药的准确性。另外，药品拆零时注意不要将铝箔或碎片混入药盒中，应使用药筛把粉尘、碎粒筛干净，仔细认真地检查，尽可能避免这些错误。

（3）每次药品招标都会更换一些新的品种，而每个品种根据药片形状都有特定的药盒，更换新的品种后需对药盒进行更换或调试，新药盒制作周期最快也要半个月左右。新旧品种的衔接须特别注意。当药品更换厂家、规格、价格等，会变更药品编码，要及时做好药品上下架的工作及库存信息的更新。

（4）药袋核对发现某种药品在核对机检查时频繁报警，一定要检查是真报警还是误报警。若是加药时加错药盒，可能导致真报警，若是药品在注册拍照时不到位，则可能是核对机比对不成功所致的误报警，要及时更改注册照片。

（5）需要非整粒使用的药品，如用到 1/2、1/4 剂量时，须提前切割好，尽量做到形状规整、剂量准确，但缓释制剂需要注意根据其剂型特点判断是否可以切割，非骨架型不建议切割，以免药品失效。

（三）异常问题及处理

1. 自动核对机常见问题及处理

（1）堵纸处理。堵纸时，屏幕会显示堵纸信息，上面的红色指示灯会闪烁，这说明在主通道左侧的堵纸报警检测到了堵纸。处理方法：按紧急开关，通过提起左右两边红色的小扳手使药袋不被皮带夹住，轻轻地把药袋取出，然后把红色小扳手复位，复位紧急开关，按机器后面的重置按钮，点击软件上的"开始"，重新放入药袋过机。

（2）系统提示数据库找不到此药袋条码。处理方法：检查网络情况，重新拔插网线，看看计算机屏幕右下角的网络图标是否正常；重启自动核对机。

（3）读不到条码。如果用肉眼看到打印不清楚或者使用手机扫描不出条码，可断电清理分包机的打印磁头和旁边的胶辊。

2. 临时手工补药

在分包过程中分包机提示缺药时，可临时手工补药，加药时必须两人校对，一是查看机器内药盒与储药盒药名和落位号是否一致，二是查看机器内药盒盖的样品与备用药盒药品是否一致，并应有记录。

3. 新药、药盒更换流程

当分包机内原有药品被替换或是有新药进分包机时，可先将原来的药品从落位下架，再找到新药的药品编码，做上架工作。若新药已定制好药盒，可将老盒的芯片嵌入新药盒上，若新药未定制药盒，则需要从后备的药盒中找出与之匹配的，再做更换芯片和标签事宜。药盒的更换也是一笔不菲的消耗。药盒是根据药品的规格量身定做的，如果国家调整基本药物目录或医院更换药物品种，则需要重新联系厂家定做药盒，不仅费用高，还耗时长，所以找替代药盒是比较高效的方法。

在没有使用PDA扫码核对时，经常出现加药人员加错药盒的问题，因为白色药品长相非常相似，加药时如果没仔细核对落位码，就会造成重大的加药差错事件。在使用PDA扫码加药后，在将药品加到药盒前，必须经过扫描药盒条码，验证成功后方可倒入药品，因此使用扫码加药后已杜绝了此类问题的发生。

第二节　出院处方调配

处方，是指由注册的执业医师和执业助理医师在诊疗活动中为患者开具的、由取得药学专业技术职务任职资格的药学专业技术人员审核、调配、核对，并作为患者用药凭证的医疗文书。处方包括处方前记、处方正文及处方后记。处方前记包括医院名称、病区、病例号、出院日期、患者姓名、性别、年龄、临床诊断和处方编号等；处方正文包括药品名称、剂型、规格、数量、用法和用量等；处方后记包括医师、配方人、核对人、发药人的签名盖章等。处方必须书写清楚、正确，内容完整、无缺、无误才能调配。

出院处方为医疗机构医师为出院患者开具的处方，旨在为患者在出院后进行后续的药物治疗。出院处方的调配也遵循药品调配的一般操作规程，一般包括以下过程：认真审核处方，准确调配药品，正确书写用法用量，向患者唱付发药并做好患者的用药交代与指导等。

传统的出院带药流程自动化程度低，药品多摆放在药架上，主要以人工审核、调配、核对为主。这种方式存在药房环境杂乱、调配速度慢、药师工作强度大易疲劳等弊端，无法适应现代药房日益增长的工作量及对药师药学服务的要求。近年来，智能发药系统发展迅速，主要用于存储和定位药品。该系统无缝连接医院信息系统，自动获取处方信息，实现发药过程中的精准识别、快速分拣和高效发放。智能发药系统的运用实现了从人工调配处方到药房自动化的跨越，提高了窗口药师的工作效率和工作质量，减少了患者等候取药的时间。智能药品存取设备具有全新的外观设计，占地面积小，这一设备的引入，最大限度地优化了药房空间布局，并高度契合现代化药房品位需求。对药品进行密集存储，药品摆放更加密集化、合理化，有效利用了存储空间。药房智能发药系统的运用体现了医院的现代化、自动化水平。从长期运营的角度分析，智能发药系统节约了人力成本，提高了药师的工作效率及对药品的管理水平。

一、智慧化工作模式介绍

出院处方的智慧化调配模式包括处方审核、自动化设备发药、智能核对、用药清单打印等智能调配流程，还包括智能设备快速补货、批号效期管理等智能库存管理流程。智慧化出院带药模式的建立，减轻了窗口药师日常的工作压力，药师可以将更多的精力投入为患者提供药学服务当中去。随着自动化药房的发展，药品调配中使用的智能设备越来越多，智能设备的型号和功能也大相径庭。下面就出院处方调配的主要硬件设备和智慧化工作流程进行介绍。

定位型智能存取机。药品发放准确性是调配工作最基础的要求，定位系统也是智能发药设备的基本功能。确认医嘱后，智能机自动转动定位药品，药师根据红灯指引或设备弹出药盒抽屉等方式取药。只要设备定位准确，加药准确，就可以避免差错发生，提高患者的用药安全。这种设备应该是第一代智能发药设备之一，缺点是除了定位外，还需要人工操作取药，因此药师在补货和取药时应当注意区分外包装相似的药品、相同通用名不同厂家的药品、相同通用名不同规格的药品等。

自动快速发药机。在经过一代一代的改进后，现有很多智能快速发药设备，可以在接受指令后将药品从设备自动取出，精准快捷。例如，一张出院处方上有5种药品，可在30秒内完成调配工作。自动快速发药机如图3-2-1所示，包含以下模块。① 提升机：与自动发药机连接，用于实现药品位置提升的辅助设备；② 组合出药口：与自动发药机连接，用于实现出药位置控制的辅助设备；③ 实时发药通道：与组合出药口连接，用于控制药品传送路径的辅助设备；④ 螺旋出药滑道：与实时发药通道连接，用于控制药品传送路径，实现实时发药到指定位置的辅助设备；⑤ 批量补药台：配备自动发药系统控制终端，实现系统管理和补药工作的操作台，可同时兼容瓶装药品；⑥ 实时发药通道：与补药台连接，实现多品种、多通道、批量快速补药的辅助设备。自动快速发药机采用定位落药的方式，发药速度更快；发药速度可达2 500盒/小时，500张处方/小时，同时可实现单处方中的多种药品同时出药，提升出药速度。通过提升机、组合出药口、实时发药通道、螺旋出药滑道，控制传送路径，自动发药机将药品可靠地传送至指定出药口，免去人为从药盒抽屉中取药的流程，提升配方速度，同时有效防范人为差错，提高药品调配准确性，患者用药更安全。

出院处方调配一般流程如下：临床医师开具出院处方→审方药师在线审方→药师确认处方信息→处方信息转换智能设备→处方调配→智能核对机核对药品→药师核对唱付发药→患者取药（图3-2-2）。

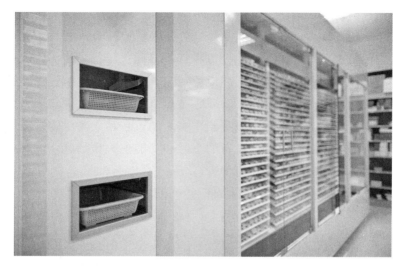

图 3-2-1 自动快速发药机

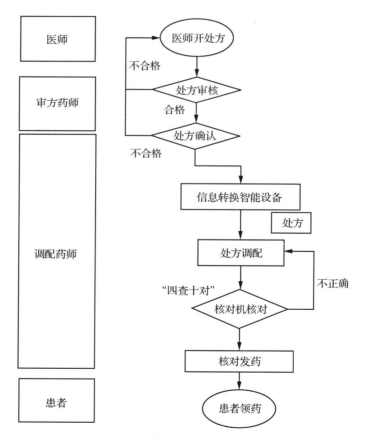

图 3-2-2 中心药房出院处方调配流程

二、工作流程

（一）准备工作

1. 环境和设备的准备工作

出院窗口工作区域面向患者，须干净、整洁。药师进入工作区域前，应先更换洁净的工作鞋、工作服，戴一次性无纺布帽子（灭菌型），避免毛发外露；调配操作前首先进行手部清洗和消毒，戴一次性口罩、PE 手套；整理桌面，用 75% 乙醇擦拭台面；检查出院窗口当前的温湿度是否符合要求，如果房间温湿度出现异常，则应采取相应的措施进行处理，每天上午和下午各检查一次并做好记录。

在开始工作前，确认医院信息系统、医院自动化药房系统软件开启正常，网络连接正常，确认智能发药设备、智能核对设备、清单打印机等自动化设备开启正常并连接网络。如有异常，及时排查解决。

2. 药品补充工作

出院带药的药品以口服药、外用药为主，大部分药品可存放于智能发药设备中，少部分不适宜存放智能设备的药品存放于药柜、药屉中，冰箱药品存放于相应冰箱中。药品补货工作一般于前一天下午进行，由二级库药品管理员与相应班次人员共同完成。

智能发药设备因其大存储量而可以存放大部分的常用药品。利用智能设备信息化管理系统对药品库存实时管理，从申领到入库到取药出库，最后盘点，全程闭环管理。药师确认发药时自动扣除设备库存，补货人员可根据每日药品消耗量设定一般常用量及药品的用量下限，设备根据设定的药品用量下限判断领用数量并批量导出补货申请单，补货申请单在医院自动化药房系统中的"补货申请"栏目下生成，其申领界面如图 3-2-3 所示。由二级库药品管理员按申请单取药，由相关班次药师进行智能设备补货，整个过程可减少人工查看的烦琐。对于自动快速发药机来说，补药流程方便快捷，通过扫描灯扫描药品条形码定位，通过双机械手、两组预上药缓存区可实现无间歇快速批量补药；补药速度达 3 000 盒/小时。具备 8 个补药通道，其中 4 个批量补药通道实现一次性缓存 200 盒以上药品。系统补药出现异常时，无须人工干预，可实现自动纠错，其操作区域如图 3-2-4 所示。同时，系统可对形似药品、同品种不同规格药品、高警示药品自动识别并提示，在加药界面突出显示所要加的药品，同时在旁边提示相似药品图片，降低加药错误的风险，进一步降低调配错误、产生差错的风险。例如，补货琥珀酸美托洛尔缓释片（47.5 mg）时，会提示其相似药品为酒石酸美托洛尔片（25 mg）和非洛地平缓释片（波依定），如图 3-2-5 所示，可提醒加药人员注意加药的准确性。值得注意的是，自动快速发药机发药时个别药品会掉落至设备内的药品暂存筐内，每日补药时须注意先将设备药筐内的药品分拣上架，以免药品过期。

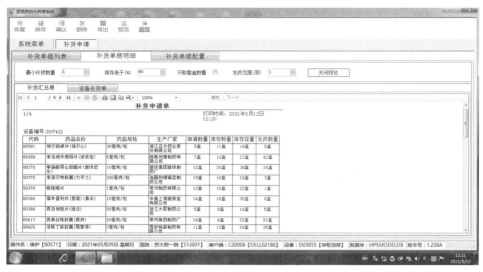

图 3-2-3　自动快速发药机补货申请单导出界面

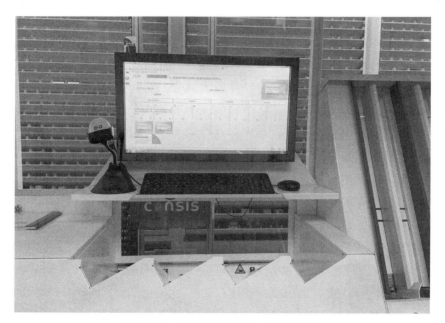

图 3-2-4　自动快速发药机批量补药台

　　药品经过扫码验收后入库智能设备可跟踪批号效期，在发药时能查看到药品的批号，近效期药品用红色标示。需要注意的是，必须保证药品不能混批才能准确跟踪药品批号。对于自动快速发药机来说，可实现激光盘点系统，实时盘点机内库存；可通过二维码、条码、图片等多种途径录入批号和效期，做到药品"先进先出"，实现批号效期管理。

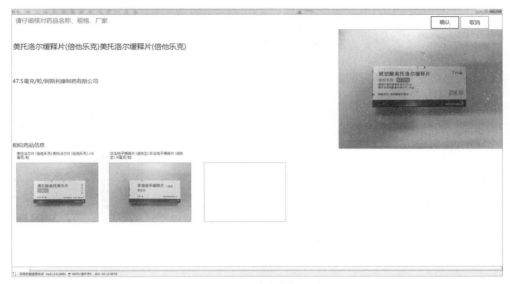

图 3-2-5　补货相似药品提示界面

其余不适宜放入智能发药设备的药品摆放于药柜或药屉中，一般由二级库药品管理员查看、记录缺药情况并根据消耗量拿取药品，相关班次进行补货，摆放药品遵循先进先出、近期先用的原则。

（二）　出院带药调配工作

1.　处方审核

依据药品说明书、《处方管理办法》《医院处方点评管理规范（试行）》《抗菌药物临床应用指导原则》等规定，具有药师以上专业技术职务任职资格的人员负责处方审核、评估、核对、发药及安全用药指导。处方审核是药师对处方的合法性及处方内容适宜性的确认。药师确认处方合规合法、用药合理后方可调配。药师对于不规范处方或者不能判定其合法性的处方，不得调配。如发现处方书写不符合要求或有差错，药师应与医师联系，更改后再调配，不得擅自修改处方。处方如有修改，应由处方医生在修改处签字、盖章，以示责任。

传统的配方流程中，患者来取药时，药师收下处方，同时进行处方适宜性审核，处方合理则进行调配，不合理则需要处方修正后方可进行调配，而修改处方往往需要患者返至医生处，造成了患者的麻烦与不便，也使得药师的审方工作较为被动，易引起医患矛盾。

在医院自动化药房系统中，增设有处方审核模块，当医生提交医嘱后，医嘱条目的具体信息会出现在待出院存盘项目中，其操作界面如图 3-2-6 所示，会显示住院号、患者姓名、药品名称等信息，高警示药品条目会标红显示，提示药师重点关注。审方药师在确认医嘱之前，可对出院带药的处方进行逐条审核，主要对药品名称、规格、数量、用法用量等条目进行确认，以免出现用法用量、药品数量的不合理等情况。处方审核后对于合理的医嘱进行存盘确认，等待患者来取药；不合理的医嘱可及时与病房医生或护士沟通并修正后再存盘，将不合理的医嘱控制在源头，减少患者取药时由于处方问题造成的往返奔波，减少医患矛盾的发生。

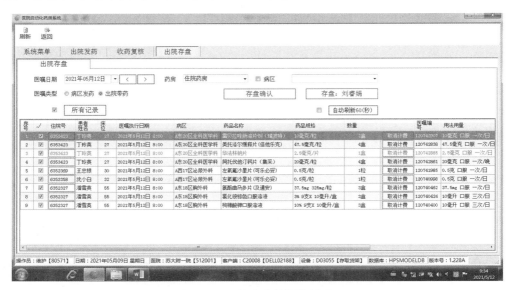

图 3-2-6　处方审核操作界面

在经过药师计算机端处方审核确认后，患者来取药时，药师须确认出院手续齐全，并进一步对纸质处方进行审核。根据《处方管理办法》审核处方合法性，包括处方前记、正文和后记书写是否清晰、完整，医师是否签名盖章，特殊药品是否使用专用处方（如麻醉药品须用红色处方），相关患者信息是否填写完整，医师是否具有特殊药品开具权限等。审核处方内容时必须遵循"四查十对"原则：查处方，对科别、姓名、年龄；查药品，对药名、剂型、规格、数量；查配伍禁忌，对药品性状、用法用量；查用药合理性，对临床诊断。药师还应对药品总量进行审核，《处方管理办法》规定处方一般不得超过 7 日用量，对于某些慢病、老年病或特殊情况，处方用量可适当延长，但医师应当注明理由。严格的医嘱审核是保障患者安全用药的前提。

2. 处方调配

取得药学专业技术职务任职资格的人员方可从事处方调配工作。药师在完成处方审核后系统确认信息，打印机随即自动打印药品清单，同时联动智能发药系统发药，再由调配药师调配、核对后交由窗口发药药师核对发药。

调配药师根据打印出的药品清单进行处方调配，调配时应注意：① 仔细阅读药品清单，按照药品的顺序逐一调配。可先从智能设备拿取掉落好的药品，再拿取药屉或药柜的药品。如有冰箱药品须去相应冰箱拿取，并提供冰袋。② 调配药品时注意药品一品多规的情况，尤其大量集中采购药品开始使用后，调配时应加强核对。③ 调配药品时应注意药品的有效期，以确保使用安全。④ 调配完毕后将药品码放整齐，根据药品清单再次核对药品种类、数量是否正确，用法用量是否合理。⑤ 调配好一张处方的所有药品后再调配下一张处方，以免发生差错。

3. 核对发药

具有药师以上专业技术职务任职资格的人员方可核对发药。尽管智能设备可以替代人工调配，但药师在核对发药时仍需认真做到"四查十对"。传统药房核对发药主要依靠人工进行，考验药师的专注力及细心程度，工作量大时易造成药师疲劳，可能产生差错。针对此现象，现有很多智能化核对机能够做到智能核对。智能核对机在前期将药品外观、大小等信息录入后，对药品的品种及数量精准匹对，处方调配完成后将所有药品摆放在智能核对机的操作台上，由智能核对机对药品进行扫描，计算机提示出现红色表示有错误药品，计算机提示出现黄色表示有缺药漏药，计算机提示出现绿色则表示药品品种和数量完全正确。

智慧化药房在核对发药环节配备了智能核对机，药品调配结束后，药师可将调配好的药品放置于智能核对机上进行品种、规格及数量上的核对。将盒装药品摆放核对机上，通过扫描药盒的正反两面判断药品的准确性。智能核对机对患者量不多、基本以配盒装药品为主的出院窗口来说，可以在很大程度上解决调配差错的问题。

最后，须将核对无误的药品通过唱付发药的模式发放给患者，并向患者或家属解释清楚药品用法用量、贮存要求或其他特殊注意事项。医院一般以打印纸质用药清单取代人工书写，在确认处方信息后，系统会自动打印该处方的药品清单。药品清单内容更丰富、信息更准确，如图 3-2-7 所示，清单内容包括患者姓名、年龄、病区、药品货位、药品名称、规格、数量、用法用量、注意事项、用药咨询电话等信息。药师唱付发药时应注意以下事项：① 注意"四查十对"，尤其注意将处方信息与用药清单上的信息进行比对，确认一致后才可发药；② 注意

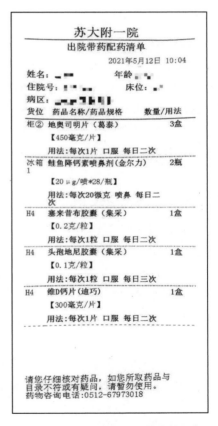

图 3-2-7 出院带药配药清单界面

清单上药品用法用量是否正确，剂量转换是否准确，如有错误，须修正后再发给患

者；③ 按照处方逐一发放药品，发现处方调配错误时，应将处方和药品退回调配者，并及时更正；④ 发药时向患者交代每种药品的服用方法和特殊注意事项；⑤ 特殊储存药品如冰箱药品须粘贴冰箱药品专用贴纸，提示该药品须 2～8 ℃保存，并发放冰袋；⑥ 发药时应注意尊重患者隐私。最后，在完成一张处方的药品发放后，药师须在处方上签字并盖章。

4. 清场

按照"5S"管理，将桌面物品摆放整齐。当日工作结束前将当日处方归纳装订，放于指定位置保存，普通处方保存期限为 1 年，医疗用毒性药品、第二类精神药品处方保存期限为 2 年，麻醉药品和第一类精神药品处方保存期限为 3 年。

三、工作重点

（一）药学服务

出院处方调配是药学服务的一个窗口，药师须对出院患者及家属进行用药教育，如特殊药品的服用、特殊装置的使用、慢病患者的用药管理等。教育形式可以采用线下或线上方式。线下可以通过发放用药宣教单、现场用药教育来进行宣教，如对于慢阻肺患者常用的吸入剂进行演示及用药教育；线上可采用传统的电话咨询方式进行用药教育及药物咨询，将药物咨询电话添加在用药清单上，当患者回家后有用药疑问时，可及时打电话进行咨询。除此之外，还可利用各网络平台，如微信公众号宣传药学科普知识、推送相关用药信息、短视频教育、在线咨询等方式来进行患者用药服务。为了增加微信公众号知晓率，让更多的患者能得到线上用药教育，一般在窗口设置二维码扫码牌，提醒并指导患者关注用药科普公众号。

（二）差错管理

出院处方调配一旦发生差错，将直接危害患者的健康，因此差错的防范尤为重要。

1. 建立差错管理制度

每月对差错进行统计分析并且做好持续改进工作，对中心药房所有药师进行差错分享，以提高警惕，防止相同错误再次发生。

2. 出院带药常见差错原因分析

（1）看似听似易混淆药品的差错。中心药房可以对这类药品进行梳理并贴上明显标识，并在计算机上做好区分标志，这样在药师调配发药时就有了预警提示。

（2）一品多规药品的差错。近几年新药不断上市，很多新药的引进包括多规药品的增加，使得一品多规引起的差错成为常见差错之一。可以在计算机中增加提醒功能，在引进新药及多规药品后，药师要加强对新药的学习，避免因不了解而产生差错。

（3）位置相邻药品的差错。调整药品在智能设备的位置，合理安排药品的摆放位置，避免相似、相近药品摆放一起。加强加药人员的责任心，尽可能将药品安排在智能设备中，减少人工取药的差错。

（4）数量差错。定期维护智能快速发药设备，做到出药精准，加强药师"四查十对"的责任心。

（5）用法用量差错。可通过处方审核拦截，将用法用量错误的处方反馈医生修改后通过；在医嘱系统中规避错误的用法用量，使错误的医嘱无法开具。

（三）处方合理性管理

每日对出院带药处方进行归纳整理，对不合理处方及时进行登记，每月对不合理处方进行统计分析，书写月度报告，对不合理处方较多的科室进行重点关注、重点提醒。

（1）及时将每个月的不合理处方情况总结归纳后向病区沟通反馈（尤其是不合理处方数较多的病区），并通知到相应的医生，以减少患者家属上下楼修改处方的次数及时间，避免医患矛盾。

（2）和病区的主管医生进行沟通，应该由相应的床位医生开具处方并检查后交给患者，而不是让研究生或者规培医生单独开具处方。病区开具处方的模板也应当及时更新。

（3）药师在计算机存盘时看到用法用量不确定或者不合理的情况时，应该及时询问或告知医生，争取在患者结账之前将处方修改正确。

（4）药师发现不合理处方时应耐心与家属解释，避免不必要的误会。

（四）账物相符管理

充分利用智能设备的信息化将中心药房的账物合理管理，保障药品供应，合理安排库存周转天数，减少药品积压。

1. 申领入库

出院带药窗口由智能设备取代原有的货架后，可以做到信息化管理，根据使用情况自动导出设备短缺的药品，制订申领计划，交给二级库管理员申领。

2. 验收入库

通过扫码药品上面的条形码验收，录入实际加药数量，并自动入库智能设备中。

3. 调配出库

在智能设备与医院信息系统端口对接后，可以做到确认调配药品后自动扣除库存。

4. 盘点

智能设备可实现激光盘点药品，实时盘点机内库存，并且导入盘点数据，节省大量人工。

（五）应急预案

随着智能设备的普及，对智能设备的定期维护及制订设备故障的应急预案也成为非常重要的工作。

（1）设备维护方面，应制定设备维护相关制度，采用每日药师日常维护及每月设备工程师专业维护模式，建立设备维护档案，责任到人，降低设备故障率。

（2）中心药房应制订应急预案制度及流程，对每个药师进行培训，使人人知晓。当设备发生故障时，工程师要在一定时间内到达现场维修。如果是短时间内的故障，可临时从二级库中拿取药品，二级库中无货的可先从其他部门调拨药品，优先保障患者发药；如果是长期故障，则需要导出设备内药品目录，建立临时药架摆放药品，手动调配，增加调配及发药药师，并向患者解释清楚。故障解除后要寻找故障原因，排除安全隐患，避免同样故障再次发生。

四、案例分析

处方审核环节的设置可减少出现用法用量、药品数量的不合理等情况。例如，医生在开具一些药品如安素、外用药品（乳膏、滴眼剂、洗剂、喷鼻剂）时，习惯性地将每次的剂量直接开成药物的总剂量，如"安素，1瓶/次""红霉素眼膏，2克/次""止痒霜，1盒/次"等；医生在开具外用药品时，习惯性地将"外用"开成"口服"，如"开塞露，口服""胰岛素，口服"等；医生开具口服药品时，会开成其他用法，如"钙尔奇D，用法：滴鼻""法禄达，用法：皮下注射"等；医生开具医嘱时，可能会出现手误，出现用量错误，如"郝智，1.4粒/次，tid""消脱止，30粒/次"等，以及给药频次的错误，如"福善美，1粒/qd"等。处方审核后，对合理的医嘱进行存盘，等待患者来取药；不合理的医嘱可及时与病房医生或护士沟通并修正后再存盘，减少患者取药时由于处方问题造成的不便，减少医患矛盾的发生，也更好地体现以患者为中心的药学服务精神。

第三节　病区统领药品调配

病区统领药品的调配工作内容涵盖了除单剂量分包的口服药物和静配中心集中调配的静脉用药以外的住院患者治疗所需的全部药品，即原住院药房的部分工作内容。随着医院规模的不断扩大，住院药房的工作量呈现逐步增长的趋势，尤其是在当前药品零差价的时代背景下，药房人力资源普遍处于紧张状态，因此，如何利用信息化手段及自动化设备对现有工作模式和工作流程进行智慧化建设，提高工作效率和工作质量，在保障药品临床供应的基础上，不断提升药学服务品质，已经成为目前药事管理的重要课题。有医院对住院药房的药品调配工作进行了"定点发药"模式的实践与探索，通过对工作流程的优化以及岗位职责分工的细化，完善了人力资源配置，减少科室、支持中心和药房间的无效沟通，不但节约了劳动时间，还减少了部门之间的纠纷，畅通了急救通道，保证了临床用药的及时性；同时，也让各部门工作处于一种可预见、确定的状态，降低了高峰时段的工作压力，减少了差错，保障了用药安全，并将一定的时间和人力用于改善和加强药学服务，提升患者良好的就医体验，促进药学服务的转型。下面就病区统领药品调配的智慧化建设进行介绍。

一、智慧化工作模式介绍

近年来，随着经济的发展，药品的品种及数量在不断增长，传统的"人找药"工作模式已不适应现代化药房发展的需求。引进药品智能存储设备（智能针剂库、智能药柜和智能药架等），开发智能化药品调配系统，将药品智能存储设备与医院信息系统实时对接，采用电子标签拣药系统进行调配，将条码技术运用到药品调配、核对、打包及运输各环节，通过扫描二维码，实现对药品状态的实时跟踪，使得住院药房药品的调配呈现出信息化、数字化的特点。

医院信息系统为医院开展医疗工作的"中枢神经系统"。医生开具的用药医嘱，由护士确认生成医嘱单，再通过药师进行审核，医院信息系统定时将合格的医嘱推送至智能化药品调配系统。智能化药品调配系统根据设定的摆药规则或个体化需求，提取当前按需摆药的医嘱，进行实时计费，将数据传输给智能针剂柜及智能存取货架，分区域进行调配（图3-3-1）。

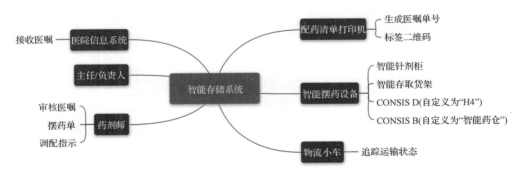

图3-3-1　智能存储系统信息流思维图

（一）智能化药品调配系统功能

智能化药品调配系统的工作模块主要包括"医嘱摆药""医嘱发药""医嘱查询""患者发药""发药复核、收药复核""自动抵扣""退药确认"等功能模块。

1．"医嘱摆药"模块

经审核合格的医嘱通过医院信息系统与智能化摆药系统的实时传输，智能化药品调配系统根据设定的摆药规则选择性地提取医嘱，住院药师结合临床个体化需求一键生成领单，完成计费。

2．"医嘱发药"模块

"医嘱发药"与"医嘱摆药"不同，"医嘱发药"主要是生成领单后将数据传输至各智能发药设备，智能发药设备通过选定"医嘱发药"模块，根据所需药品信息，通过抽屉弹开，指示灯提示药品位置，或者直接通过智能药仓将所需药物传送至取药口进行调配。

3．"医嘱查询"模块

此模块为药师或者护士提供辅助查询的工作。若病区对个别医嘱或者领药存在疑问，可通过"医嘱查询"界面，查询医嘱实时状态（医嘱执行时间、医嘱接收时间、医嘱摆药时间、是否为停医嘱/发后停/未摆药等均可查询）。

4．"发药复核、收药复核"模块

此模块主要为复核软件，"发药复核"主要针对药师，"收药复核"主要针对病房护士，无论是药师还是护士，均可根据不同单号所调配（接收）的实际药品数量登录该复核软件，一方面便于记录与查询，另一方面，药师与护士可根据录入的信息进行一目了然的沟通，避免不必要的误会。

5．"自动抵扣"模块

在住院药房非单剂量片剂分包药品调配的工作中，医生查房后会根据患者情况进行医嘱的修改，导致退药的产生。住院药房根据摆药规则，一般在10：00—12：30时间段内，调配常规长期医嘱时提取退药信息，按病区将各自领药与退药的种类、数量进行自动抵扣，从而减少每日退药的产生，这在很大程度上可减轻退药班药师的压力。

6．"退药确认"模块

医院应每日安排特定班次对病区还回来的退药进行核对、归还工作。操作时，登录"退药确认"界面，操作界面会按照特定病区进行排列，点击特定病区，勾选须还至智能设备的药品，智能设备按照所接收的信息，提示所退药品的数量，自动定位，待药师还药确认后即实时增加库存，避免错还药品的可能。

（二）软件设计理念

智能化药品调配系统的设计思路主要是基于用药医嘱的属性（临时医嘱、长期医嘱）及药品的属性（贵重药品、非贵重药品），根据各临床科室的治疗需求实施定时调配的一种工作模式，由中心药房提出病区统领药品的调配方案，经护理部、医务处及药学部共同约定取不同属性用药医嘱的调配和发放时间节点。为了计算出操作员确定摆药区间内患者精确的用药时间区间，系统利用了四个时间点，即摆药开始时间（各病区指定的每个工作日的摆药开始时间）、摆药结束时间（各病区指定的每个工作日的摆药结束时间）、医嘱开始时间（医嘱执行的开始时间）、医嘱结束时间（医嘱执行的结束时间）。例如，图 3-3-2 显示：AA 东 3 区急诊病房的常规长期医嘱摆药时间为 10：00 之后，即若病区在 10：00 之前将常规长期医嘱提前生成，则智能摆药系统会暂时不提取该条医嘱信息，等到摆药规则设定的摆药起始时间节点之后，智能摆药系统才会选择性地提取该条医嘱信息，提醒药师开始摆药。

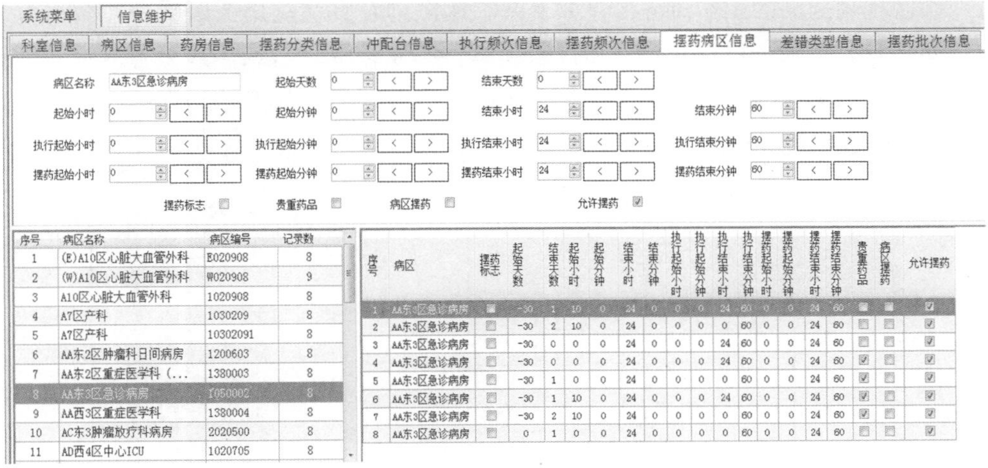

图 3-3-2　摆药规则设定图

智能化药品调配系统设定的摆药规则如下：

（1）贵重药。大部分病区贵重药品实行按照医嘱执行日期，当天摆药当天调配，摆药日期为 1 天（可按照病区要求选择结束天数为 1 或 2，从而决定药房调配 1 天的药量还是 2 天的药量）。

（2）按照医嘱性质分为临时医嘱和长期医嘱。临时医嘱由医生端开具，护士生成医嘱后，医院信息系统将此数据传输至智能调配系统，该智能调配系统及时提取信息，供药师实时进行临时医嘱的调配。长期医嘱分为新增长期医嘱与常规长期医嘱。新增长期医嘱设置摆药规则为 2 天的量，即今明两天的用药量；常规长期医嘱摆药规则为 1 天的量，即今天摆第二天的药品。

（3）常规长期医嘱摆药时间的设定。根据病房的地理位置、医嘱执行时间、各病房不同的摆药需求，设置同一栋楼的急诊科、日间病房等长期医嘱在每天 10：00 之后才会向医院信息系统提供该病区医嘱信息，其余科室 11：00 之后长期医嘱方可生成领单进行调配。

（4）根据医嘱执行时间设置摆药规则（表 3-3-1）。

表 3-3-1　摆药规则表

给药频次	医嘱执行时间	摆药规则设定
q 6 h	6：00；12：00；18：00；24：00	原则：根据医嘱执行时间选择性提取医嘱；本院为 0：00 的医嘱特别设定了医嘱执行时间 0：00 与 24：00，供选择性调配 0：00 医嘱
q 8 h	8：00；16：00；24：00	
q 12 h	12：00；24：00	
qd	病区自行录入 0：00—24：00	

　　备注：当天开的临时医嘱，根据医嘱发送时间与医嘱执行时间共同确定医嘱摆药调配时间。

　　病区统领药品的工作流程描述如下：临床医师开具住院用药医嘱→用药医嘱信息传递→审方药师审核→住院药师打印领单，完成计费→信息传递至各区域智能设备→分区域调配→核对→按病区打包→通过物流小车送至病区→病区护士核对签收。病区统领药品调配工作流程见图 3-3-3。

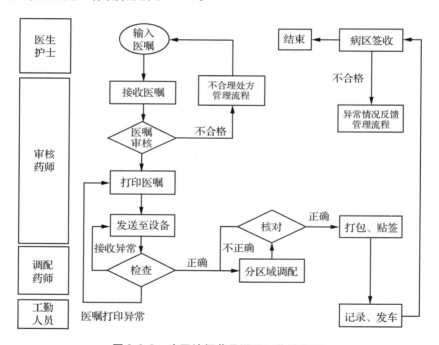

图 3-3-3　病区统领药品调配工作流程图

　　病区统领药品调配工作区域主要包括冷藏药品区、注射剂区、空包间、大输液库、库外药品区、核对区等，通过分区域调配模式进行病区统领药品的调配，利用信息化手段，依托智能化设备，实现各个病区统领药品调配的流水化作业。新的药品调配模式使得药师分工合作，减少了调配时间，提高了药师责任心。

二、工作流程

（一）前期准备

1. 人员的配置

为合理安排调配人员，一般情况下，住院药房调配医嘱涉及四种班次，具体班次设置见表 3-3-2。

表 3-3-2 中心药房针剂组班次设置表

班次	人数	工作时间	工作任务
晚班	1	10：30—12：15；12：45—18：00	打印调配单，接电话，核对
正常班	2	10：00—12：15；12：45—18：00	药品调配
早班	1	7：45—11：15；11：45—15：00	药品调配，核对，辅助晚班
中班	1	14：30—17：00；17：30—21：00	药品核对

备注：11：00—12：00，药品调配高峰期，额外增加静配中心班次人员，辅助药品的调配与核对工作。

2. 调配区环境的维护

药师按时到岗，进入工作区域前，换上洁净的工作鞋、服，戴一次性无纺布帽子（灭菌型），毛发不外露；清理调配区域（按照"5S"原则，将与调配无关的物品整理归位，保持工作环境的整洁）；进行手部清洗和消毒，戴一次性口罩、PE 手套，用 75% 乙醇擦拭药品调配台及核对台。中心药房装有温湿度监控管理系统，检查冰箱温湿度是否正常。

3. 物料及药品的准备

（1）物料的准备。检查摆药筐是否准备齐全，由于中心药房是由住院药房与静配中心合并而成的，为了与静配中心所需要的摆药筐区分，避免交叉污染，住院药房调配药品一律使用专用塑料筐（不同颜色加以区分）；检查打印机、打印纸、色带等工作状态是否正常，数量是否充足。

（2）补充及预拆药品。参考各药品日使用量，设立各药品的储量上限和储量下限，智能化药品调配系统根据每日用药情况自动生成补药清单，药师通过后台系统查看药品数量后进行补充，补充的同时将用药量较大的针剂预拆。原则上补充药品频次为一天 3 次，时间段分别为：10：00—10：30，12：45—13：20，18：00—18：30。补药遵循"量入为出"原则，药品摆放正确、整齐，注意核对药品名称、有效期并遵循"先进先出、近期先用"原则。

（二）调配：定时调配、分区域调配

1. 定时调配

药房提出方案，经护理部、医务处、药学部同意后，各科室、药房共同约定取

数据发药的时间点、发药结束时间。

（1）用自己的工号登录各操作系统。

（2）医生开具医嘱，护士生成医嘱单，待审方药师审核后，将审核合格后的医嘱传输至医院信息系统，智能化药品调配系统将根据病区摆药规则及个体化需求选择性地从医院信息系统提取数据，将常规长期医嘱药品的调配和配送时间进行错分配置（10：00—12：30），调配常规长期医嘱的同时将退药按照病区进行自动抵扣；对临时医嘱或新增医嘱进行定时发药，原则上每40分钟调配一次；对急用药品，当病区已提交医嘱时，实时进行摆药，可进入“患者发药”界面，勾选所需药品进行摆药，病区未能及时提交医嘱时，可以通过科室借药，将药品进行调配后及时送至病区。

（3）生成领单、计费。拆分后的医嘱，由打单药师进行医嘱确认，生成领单后，即完成一键计费。生成的领单见图3-3-4。生成的领单单号由14位数字组成，如“20201027133723”表示该领单于2020年10月27日13点37分23秒生成。此外，该智能化调配系统在药师一键生成领单前，可供临床实时修改医嘱或取消某条医嘱（取消计费），从而减少了药品的流通和退药的产生，节约了人力。

病区：A东20区特需诊疗中心　　汇总单（长期医嘱）

摆药日期：2018/10/09　　单据号：20181009111721　　打印时间：2018年10月9号 11:12

摆药序列号：89

货位	药品名称	药品规格	标记	单位	数量	配药	核对	抵扣数量
H4	通心络胶囊	0.26克*30粒/盒	L	盒	3			
冰箱1	奥曲肽注射液（善宁）	0.1毫克/支	L	支	3			
冰箱2	前列地尔注射液	10微克 2毫升/支	LT	支	5			2
冰箱2	前列地尔（凯时）水针	10微克/支	L	支	2			
空包间	参麦水针	50毫升/瓶	L	瓶	10			3
针剂柜1	地塞米松注射液	2毫克/支	L	支	4			
针剂柜4	胰激肽原酶针	40单位/支	L	支	3			

图3-3-4　住院药房药品调配医嘱生成单

2. 分区域调配

传统的调配模式即一个病区一张领单，一张领单由一位药师进行手工调配，耗时长且差错率较高，已无法满足住院药品调配量逐渐上升的需求，故中心药房结合智能调配系统及设备分区域调配，实行药品统一编码，小组分区包干，全员流水作业，提高了工作效率，有效减少了差错的发生，为药师向临床转型、提供更好的药学服务打下了基础。

（1）常规长期医嘱人员分配：医嘱打印（1人）、智能针剂柜调配（1人）、空包间调配（1 人）、库外药品调配（多人）。

（2）新增长期医嘱＋临时医嘱人员分配：医嘱打印（1 人）、智能针剂柜调配（1 人）、空包间调配（1 人）、库外药品调配（1 人）。

（3）智能针剂柜调配。点击"医嘱发药"，操作界面自动刷新，页面显示病区及药品种类、规格、数量，按照病区及摆药编号打印配药清单，系统自动定位药品并打开相应的智能抽屉柜，所需药品抽屉依次弹开，按照药品清单上的各药品数量，取药确认，关闭抽屉。智能抽屉柜片见图 3-3-5。

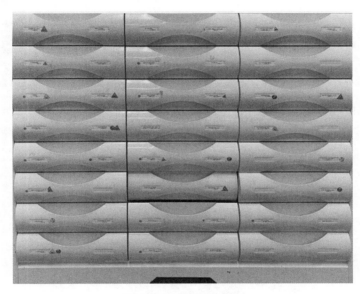

图 3-3-5　智能抽屉柜

（4）智能药架药品的调配。智能药架是设置于空包间内的智能药品存取系统，主要根据药品体积的大小及用量的多少等属性，将药品包装体积大或者用量多的药品放置在空包间内，通过电子标签捡练系统进行药品调配。电子标签捡练系统是指一连串装于药架上的电子显示装置。当医嘱确认后，该系统根据所选医嘱传递的信息，通过发光二极管（LED）灯亮灯方式指示应调配的药品及数量，从而减少了药师盲目寻找药品的调配时间。

药师调配该区域药品时，登录操作系统，点击"医嘱发药"按钮，操作界面自动刷新，页面显示病区及药品种类、规格、数量，按照病区及摆药编号打印配药清单，智能存取货架上装有 LED 显示屏，与服务器的数据库连接，自动提示药品清单中药品的位置及数量，按照所提示的数量取药确认，LED 灯熄灭，摆药完成（图 3-3-6）。

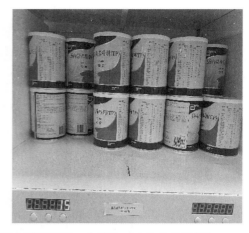

图 3-3-6　智能存取货架摆药（左图为配药清单，右图为对应的药品数量）

（5）智能药仓调配。智能药仓的调配实现无纸化调配，选择摆药日期，选择发药模式（可按患者或病区发药），点击"确认发药"，智能药仓接收指令后会将目标药物通过特定芯片定位药物并将药物自动传递至取药口，供药师打开智能药柜，根据发药界面提供的药品数量进行发药（图 3-3-7）。

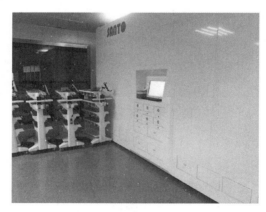

图 3-3-7　智能药仓摆药

（6）其余药品的调配。其余药品的调配包括库外药品、冷藏药品、大输液药品及智能药仓药品数量不够的药品的调配。智能药仓药品数量不够的该种药品一律会在前面显示"机外货架"，提示药师需从二级库拿取。此外，一般医院采用药品货位码系统的发药单，以上药品的调配可根据维护好的货位码依次进行调配，大大缩短了调配路线，省时省力。

（三）核对

从事药品核对的药师，应当接受了岗位专业知识与岗位职责及各种操作规程的培训，对相似药品的区分很熟练，经考核合格后上岗，并定期接受药学专业继续教育与考核。

核对主要原则：药师应遵循"四查十对"原则，并检查药品是否存在破损或变色等其他异常情况。具体软件操作如下：打开"发药复核"界面，对各区域所调配的药品分别进行扫码核对，核对过程中，若出现药品数量、种类错误，可以及时通过复核系统记录差错，准确无误后，在对应的核对区盖章；核对的过程也是将特殊药品打包的过程，如将冷藏药品、针剂高警示 A 类药品、针剂易碎药品分别用不同的专用打包袋进行打包，最后由专人负责整合，将所调配的药品推至物流小车发车区，通过物流轨道发送至各病区。

中心药房所有调配区域均装有电子监控系统，当发生药品调配差错或者重大事件时，可以参照电子监控，及时查询，做到有迹可循。

（四）清场

完成医嘱调配及核对后，按照"5S"原则，将操作台上的药品全部归位，药篮子叠放整齐，住院药房摆药小车放置指定区域，并用 75% 乙醇擦拭摆药台面，保持摆药小车的清洁。清场完毕后，由专门的人员进行检查，填写"5S"检查记录表。每日摆药结束后，进行摆药机外部的擦拭与清理，并定期由专业人员进行摆药设备的保养与维护。

三、工作要点

（一）质控重点

1. 效期批号的管理

效期管理是药品质量管理的重要内容之一，《药品管理法》第 49 条规定，"不得使用过期药品"。药师一旦将过期药品发出，药品一律按劣药处理，药师要对患者进行赔偿并承担相应的法律责任。

质控要点：

（1）药品补充。补充药品时，药品摆放遵循"先进先出"的原则。

（2）月盘制度。每月由药师对住院药房所有药品进行药品批号、有效期的检查，对近效期药品（小于 6 个月）张贴近效期标识，并做好记录，优先使用；对于长期未使用的药品应实时进行效期及数量关注，可通过部门之间的调配，将备药数量进行适当调整。

（3）加强近效期药品管理。设立"近效期药品一览表"，每月须由专门人员实时统计与公示近效期药品，提醒住院药房工作人员注意，做到人人心中有数，一目了然。

（4）药品专人负责。药品入库出库由专人负责，并及时更新药品信息，确保智能发药设备优先调配近效期药品。

2. 差错管理

药品调配差错是指处方调配过程中发生过失或过错，并给正常工作、药品管理或患者造成不良影响或损害的行为。住院药房非单剂量片剂分包药品调配差错的类型主要为药品种类调配错误、药品数量调配错误、相似药品调配错误。住院药房针对这种现象，应完善各项奖惩制度，每天在差错记录本上详细记录差错事件，做到有所追溯，并定期内部分享差错，全员对改善措施展开讨论，不断警示及督促各药师在以后调配药品过程中须保持药品调配的准确性。

3. 人员培训与考核

定期对药房人员进行培训与考核，培训内容与考核结果应做好相关记录。

（二）注意事项

（1）药品分类管理。医院根据药品的储存条件（常温、阴凉、冷藏、避光等）、药品性质（如高警示药品）、药品规格（一品多规药品）、外包装易混淆药品等因素将药品进行分类，做好标识，药师在核对药品时，应将所调配的药品按照以上药品性质进行分类打包（图3-3-8），对临床用药起到提醒或警示作用。

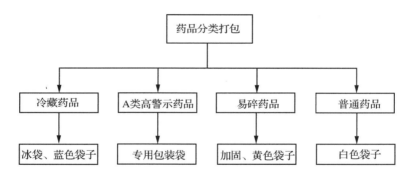

图3-3-8 药品分类打包

（2）关注温湿度监控系统，班班相交，并做好相关记录，发现问题及时汇报。

（3）药品的补充。药房药物品种多样化，且包装相似、品名相似、一品多规的药品很多，医院将这些相似的药品尽可能分别放置于不同的发药机，避免发错。相似药品在进行补药时必须利用发药机的扫描系统，确保补药的正确性。

（4）人员的安全。中心药房存在多种带电设备，调配人员在调配过程中应当注意自身安全，如机器故障维修时，应当按下急停按钮，关闭电源，机器报警灯闪烁，避免其他人误操作，保证自身安全。

（5）日常管理。每日填写"5S"质控记录表（图3-3-9）。

中心药房每日工作质量记录表

5S 现场管理及各班次工作职责

区域	负责人	得分
出院窗口及片剂发药区	出院班相关人员:	
温湿度记录	早班及晚班人员:	
片剂间	片2班药师:	
审方间	晚班人员:	
针剂调配操作台及针剂整个调配区域	连2星:	
退药操作台	退药班及中班:	
贴签操作区	二杠、动班:	
成品输液核对区	早班	

药架整理情况

区域	负责人	得分
针剂架		
中成药架		
冰箱药		
大输液库		
阴凉库		

考勤情况

上班未登记人员	下班未登记人员	迟到、早退人员

贵重药品清点情况

药名	准确否	负责人

工作区域纪律

问题	未执行人员

外差情况

图 3-3-9 "5S" 质控记录表

（三）常见问题

1. 科室借药

病区有时会存在大输液备药当天不足或者遇到急救时无法及时开具医嘱的情况，此时可以通过医嘱信息系统中的"科室借药"，进行无纸化借药，并及时做好记录，第二天药房进行退药抵扣时，自动将所借药品抵扣。

2. 病区备用药品效期管理

近效期药品一般指有效期在6个月之内的药品，而病区在选择备用药品时，一般不太接收近效期药品，这样导致近效期药品都在药房，不利于药品管理。

3. 特殊药品的开通

特殊药品指药房不常备，须病房跟药库沟通后临时采购的药品，以及医院须控制使用率的药品。正常上班时间，须由病区提供临时用药申请并联系药库进行开通，非上班时间，由住院药房的值班药师进行开通。此处须明确指出的是，凡临时用药申请，必须按照规定，在收到经医院总值班签过字的临时用药申请单后方可开通。如"人血白蛋白"的开通，人血白蛋白有时候会由于外在因素如供应趋紧，医保患者必须经医保审批通过，自费患者或者医保办休息时间，必须严格遵循"限抢救、重症或因肝硬化、癌症引起胸腹水的患者，且白蛋白低于30 g/L"的原则，方可进行开通。

4. 应急预案

（1）智能发药机、智能针剂柜、针式打印机、物流小车等设备故障。若遇设备故障，首先上报领导并及时报修。若遇设备不能在可控时间范围内修复并恢复使用，应立即切换回传统手动摆药模式，药师直接从二级库的药品货架区取药进行调配。当物流小车无法正常工作时，合理安排工勤人员按照不同病区、不同楼层进行分工，人工配送，以保证临床用药。针对在使用过程中发现的设备问题，每日安排特定班次人员在每日摆药结束后对摆药机药盒及外部进行擦拭清理，并安排专门人员对中心药房的各种设备进行定期保养与维护，及时发现存在的隐患，及时更换容易破损的物件，避免不必要的故障，从而延长机器使用寿命。

（2）医院信息系统、智能化药品调配系统、系统与系统之间传输失败。若遇信息流存在故障，首先上报领导并及时联系相关工程师进行修复。在工程师到达之前，可先检查电源线、网线是否连接好，进行计算机重启等简单排查和简单操作。服务器是整个网络的核心，在日常工作中必须对其进行有效管理，主要措施包括：① 设有服务器日志本，每天记录服务器的设备检查情况、服务器启停情况、对数据库的日常维护情况、服务器运行情况情况等。② 坚持服务器的日常维护，每天监控服务器，以保证内存、硬盘容量、网络性能及服务器的处理能力不断适应网络应用的增加。③ 多线程测试 web server 的稳定性，对系统的数据进行备份，并实现文件系统和网络数据全脱机备份。④增加功能模块，若遇到数据传输受阻，可在医院信息系统界面，按病区、按患者进行手动传输，将所需的医嘱信息传至智能药品调配系统（图3-3-10）。

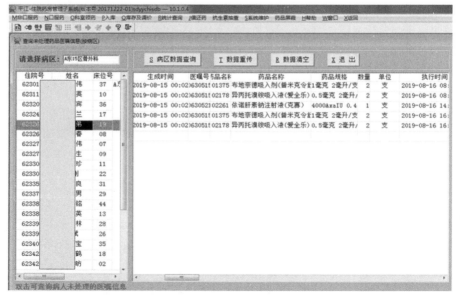

图3-3-10　医院信息系统重传界面

（3）温湿度异常处理。根据药品储存温湿度的不同要求，中心药房设立了常温库、阴凉库及冷藏区等区域。为确保各区域温湿度符合要求，引进温湿度监控管理系统，该系统利用无线发射技术实时发送不同空间区域的温湿度数据，动态监控不同空间区域的温湿度，并按照要求设定标准参数，一旦区域内温湿度超过设定范围，系统立即报警，并将系统数据通过短信形式及时反馈至管理员，以便及时处理突发情况，实现药品储存与养护的信息化管理。

（四）案例分析

1．住院患者无法出院

检查出院患者所有已提交的当天医嘱是否已经计费调配（包括大输液是否已经完成计费操作），检查该患者所有产生的退药是否已经存盘；当药房无法看到患者有待调配的医嘱时，联系病区，询问该患者的医嘱是否已经提交，若病区有未提交的医嘱，督促病区护士赶紧生成当天医嘱单，并将该患者所有长期医嘱及时中止；若病房反馈医嘱刚提交，智能存储设备未收到医嘱时，药师应根据患者信息，从医院信息系统界面的数据重传栏进行数据重传，进而及时计费并调配该患者所需药品。

2．药品调配错误

当病房反馈药品存在调配错误时（药品调配错误包括数量错误、种类错误、剂型错误、混区），药师应当记录医嘱单号，根据物流小车发送的时间，启用电子监控系统，查询该医嘱发送的物流小车车号，查看该时间、该小车发出的药品。若发现确实存在调配错误，药房人员应当及时处理错误药品，并做好记录。

3．病房反馈医嘱已提交许久，但药品迟迟未调配，也从未生成医嘱单号

若遇到该种情况，药师可通过智能存储系统的子系统"医嘱查询"模块，查看医嘱状态，是否停医嘱，或是药房未生成医嘱，或检查是否由于该药品控量，导致药品计不到费用。"医嘱查询"界面见图3-3-11。

图3-3-11 "医嘱查询"界面

第四节　静脉用药集中调配

静脉用药调配中心，简称静配中心，是指医疗机构依据药物特性设计的操作环境，按照静脉用药调配的要求，在药学部门的统一管理下，由受过培训的药学和（或）护理技术人员，严格按照操作规程，进行包括肠外营养液、细胞毒药物和抗生素等静脉用药的调配，为临床提供优质的成品输液和药学服务的功能部门。静配中心的建立提高了静脉输液的调配质量，保障了患者的用药安全，同时减少了药品资源的浪费并降低了医疗成本，近年来已成为现代医院药学服务的重要组成部分。

在传统的静配中心工作中，各环节主要由人工操作，由于患者数量逐渐上升，单纯的人工调配已无法满足静脉药物调配量逐渐上升的需求，巨大的工作强度极易导致差错的发生。此外，静配中心高强度的工作，限制了药师对临床工作和患者药学服务的开展。因此，我们需要按照静配中心工作流程，结合日常工作中实际存在的问题，鉴于传统人工操作数据获取速度慢、劳动强度大、工作效率低、差错发生多及工作环境差的缺点，通过对静脉用药集中调配过程中的医嘱审核、摆药贴签、加药混合调配、成品分拣及打包运送等环节进行信息化、智能化管理，同时结合自动化设备的开发与应用，以机械化设备代替大量的人工操作，达到调配工作效率最大化、差错最小化，各岗位责任追溯清晰，在全面提升静配中心运行管理质量的同时明显改善和提升静配中心的整体工作环境。

随着电子信息技术和自动化技术的高速发展，越来越多的智能化软件和设备应用于静配中心，辅助药师完成各项工作。用于静配中心的智能化软件和设备主要包括智能审方/操作系统、摆药机、贴签机、配液机器人、分拣机、掌上电脑及智能传输设备等，它们在提高静配中心工作效率、降低人力成本、减少差错和加强职业防护等方面起到了举足轻重的作用。审方环节是静配中心杜绝不合理医嘱、确保患者安全用药的首要环节。条码技术是连接静配中心各工作环节的桥梁，该条码将被运用到摆药、调配核对、打包核对、签收记录、工作量统计等环节，通过扫描输液单标签上的条码实现上述各环节的确认工作，提高了静配中心的工作效率和工作质量。

静配中心审方数量大，人工审方存在漏审、审核标准不一等问题，越来越多的静配中心尝试使用智能审方系统进行处方审核。审方软件大多是在医院信息系统基础上建立药品属性数据库，嵌入自定义审方规则，进行软件自动审核，各个不合理级别以不同颜色显示，实现了医嘱的事前干预，使不合理医嘱发生概率大幅降低。由于药品信息处于不断更新中，药师需要及时对药学知识库及审方规则进行更新和维护。在摆药环节，大多调配量较大的静配中心采取了集中摆药模式，工作人员使用智能摆药机准备药品。摆药机根据所需药品信息，大多通过指示灯提示药品位置，或者直接将药物定位至取药口并提示存放位置。贴签环节可按药物品种，采用三人合作的流水化作业，对应计算机指示的各溶媒数量，一人摆放溶媒，一人贴签，一人核对，提高了贴签效率，减少了贴签差错。部分静配中心已使用了自动贴签机，它可按照贴签系统中对应的批次和溶媒信息自动打印标签并贴在输液袋上，完全代替了人工操作。静配中心的核心工作是静脉用药集中调配，目前主要靠人工使用注射器进行调配，存在效率低、劳动强度大和职业暴露等问题。目前，国际上静脉药物调配的发展趋势是依靠自动化配液技术，通过开发人工智能和机械传输设备，不断改进药物调配的准确性和有效性，以提高工作质量和效率。目前已研发出双向精密配液泵、配药机器人、全自动化静脉用药调配机器人和静脉营养配液系统等。静配中心最后须把调配好的成品输液分拣到不同的病区，而传统的手工分拣耗时耗力，易出现分拣错误。近年来，以智能机械臂、旋转太极轮等技术为代表的分拣设备越来越多地应用于静配中心，该系统采用格栅式履带传输，操作人员将成品输液放入分拣机履带后，输液经扫码区域时，系统首先扫描输液标签的二维码，根据成品输液报表信息进行判断，合格后将输液传送到指定位置，通过机械臂将输液推拨至漏斗内完成分拣。药师可根据输液袋大小设定仓满容积，分拣系统根据仓位剩余容积自动分配仓位，分拣完成后生成分拣报表供药师核对，提高了分拣效率，减少了分拣差错。

本书根据静脉用药调配中心质量管理规范，制定相关的工作内容，并结合目前静配中心智能化发展趋势进行介绍，包括审方、排批次、摆药、贴签、混合调配、成品核对、外送等，涵盖了静脉用药调配中心工作的方方面面。现对各项工作内容进行简要概述。

一、智慧化工作模式介绍

国内静脉用药调配中心经过二十几年的发展，静脉输液调配工作逐步向信息化、自动化方向发展，智慧化建设也初具规模，主要包括自动审方系统、智能摆药系统、智能配液系统、自动分拣系统、自动运送系统、智能退药系统，以及对上述系统进行差错管理的智能差错管理系统等。

（一）自动审方系统

目前大部分静配中心在条码信息管理系统的基础上实施了自动审方系统项目，实现了信息与资源的充分共享，使复杂、烦琐的医嘱审核工作变得相对简单。系统对接收的医嘱进行自动审核，审核的内容主要有适应证、用法用量、配伍禁忌、药物相互作用和药物浓度等，自动审方系统会对存在明确问题的医嘱进行自动拦截，医师必须根据系统提示的原因修改医嘱才可进行下一步操作；其他情况下，审方结果会提示是"通过"还是"未通过"，如未通过则会说明未通过的原因，以便及时联系医师修改。审方药师进一步审核存在问题的医嘱，主要依据药品说明书、《处方点评管理规范（试行）》《中华人民共和国药典临床用药须知》《新编药物学》《处方管理办法》《抗菌药物临床应用指导原则》、国内外疾病诊治指南及专家共识等对医嘱进行审核，同时还可调阅电子病历系统及实验室信息系统（LIS）数据，根据患者病情具体情况做出判断，决定该条医嘱是通过还是退回。药师拒绝调配不合理医嘱，以最大限度地发挥对医嘱安全性控制的主动权，同时也避免了因审方人员水平高低导致的审核结果的差异。另外，该系统还设置了易于操作的数据维护窗口，药师可以根据药物的用法用量、相互作用、配伍禁忌及溶媒的适宜性对系统进行相应的设置和维护，信息来源主要有药品说明书和《400 种中西药注射剂临床配伍应用检索表》、美国《药品注射剂手册》及相关临床治疗指南等，还可以对某些科室用药进行单独设置，实现不同科室药物审核的差异化，以更好地满足不同疾病和治疗手段用药标准的个性化需求。

（二）智能摆药、贴签系统

传统的摆药工作一般由摆药人员按照不同病区所需药物的清单，人工摆药。如果同一药物在不同病区的医嘱中反复出现，则需要药师多次取药摆放，导致重复操作，降低效率。智能摆药、贴签系统实现了摆药、贴签的智能化、流水化操作。该系统改变了原来按病区摆药的模式，而是按药物品种进行摆药，直接将药物定位至取药口并提示取药位置，所有病区所需的相同药品只需要摆药操作一次就可以完成。摆药时，智能存取机通过机械传输系统将当前所摆药品的药盒传送到药师面前，并提示所取药品的数量，打印统一摆药的药品汇总单。同时，输液标签信息会自动传输至贴签系统中，贴签时采用三人合作的流水化作业，三人分别负责溶媒的准备、输液贴签和溶媒的核对工作。贴签时系统会自动同步标签信息，智能输液架上的电子显示屏会自动显示溶媒的位置和数量，以检验所贴溶媒标签是否正确。目前发展出的自动贴签机还可按照对应的批次和溶媒信息自动打印标签，并贴在输液袋上，由此代替了人工贴签操作。

（三）智能配液系统

静配中心的核心工作为静脉药物的集中调配，目前主要依靠人工使用注射器抽吸药物进行调配，具有效率低、劳动强度大和职业伤害等问题。提高静配中心的配药效率及精度以保证临床药物治疗的及时性和质量已成为新的发展趋势。目前，国际上静脉用药调配的发展趋势是依靠自动化配液技术，通过开发人工智能和机械传输设备，持续改进药物调配的准确性和有效性，以提高配液质量和效率。智能配液系统的种类主要包括双向精密配液泵、配药机器人、全自动化静脉用药调配机器人和静脉营养配液系统。双向精密配液泵是一台高效的配液设备，可以准确、快速地抽取液体，以满足各种输液调配的需求。该设备可抽取液体的最小体积为 0.2 mL，可用于批量药品的溶解和抽吸，降低人工操作的工作强度。配药机器人是代替手工配药的半自动化设备，工作人员只需安装针筒，将消毒好的输液袋和西林瓶固定在机器上，可与医院信息平台对接，扫码自动获取处方医嘱信息，自动识别药品属性、智能选择冲配模式，满足大部分药物调配需求，平均调配速度可达 5～6 秒/袋，配药过程实时记录，数据自动备份可追溯。全自动化静脉输液调配机器人只要对机器人进行各类参数设定，人工装好药和输液溶媒，即可自行完成静脉输液调配的全过程。但该机器人占用空间大，无法满足大部分静配中心的使用，工作效率低。因其在调配人员职业防护与调配精准性方面具有显著优势，目前主要应用于细胞毒药物的调配工作。静脉营养配液系统则可按照用户指定的顺序，快速、精确地将药液从包装中定量抽出并混合到输液袋中，调配速度快而准确、误差小，主要用于静脉营养液的混合调配。该系统借助条码技术的一键调配简化了操作流程，杜绝了人为误差。另外，该系统严格遵循调配顺序，避免了人为调配顺序出错而带来的潜在风险，还可显示调配结果报告，可全程溯源追踪所有流程。目前该项目还在探索实施阶段，须不断积累经验，以创建完善的工作模式。

（四）自动分拣系统

在传统的分拣操作中，调配完成的输液成品经过审核后，由分拣人员根据输液标签上的信息按照病区手工分拣至周转箱，核对数字确认后送至病区。人工分拣耗时耗力，易出现分拣错误，给患者用药带来安全隐患。成品输液自动分拣系统主要由主机和分拣智能单元组成。借助条码技术，该系统通过扫描条码后由主机对条码信息进行判断，结合自动化流水线，利用柔性智能拨片，通过传输带将成品输液按批次和病区自动分拣到相应病区的设备仓位中，根据设定的容量，满筐后由工勤人员取出打包，及时送至病区。另外，该系统还具有对上游工序出现的未计费、停药误配、未核对、批次错误、病区错误、重复标签等异常输液的检查功能。该分拣系统主要包括分拣操作流程和信息管理平台，前者包括原点复归、批次选择、自动分拣、满筐排料、手动排料等，后者主要包括"实时分拣状态"显示和"病区分拣汇总"等统计功能，智能分拣系统可分拣 50～500 mL 的各种规格软袋或塑料瓶输液，平均每小时可分拣 1 800～2 000 袋/瓶。分拣单元中的仓位和病区动态一一对应，并非固定不变，而是由计算机根据传送的各病区输液的多少和顺序实时调整，并根据落入仓位中不同体积的成品输液的多少，动态计算仓满容量，人性化地控制为 5 的倍数，以便于人工累加核对。在作业过程中，可以对满箱的仓位动态出仓，即当其中一个单元需要出仓时，其他的单元可以正常分拣作业，极大地提高了实际运用中的系统效率。另外，通过该系统"实时分拣状态"和"病区分拣汇总"的统计信息，可全程监控每个病区药品的分拣情况。

（五）自动运送系统

自动运送系统也叫轨道式物流传输系统，是指在计算机控制下，利用智能轨道载物小车在专用轨道上传输物品的系统。自动运送系统是一个在室内运行的"不占地面空间、站到站"的运输传递系统，它主要由各用户单元基站、轨道、物流小车及中央控制台组成。根据医院的各项要求，将医院各楼层的各科室通过水平和垂直运输轨道连接起来，由自动、智能的电动运输小车在各科室传输工作站点之间来回运送物资。智能小车载质量 15 kg，容量达 53 L，速度可至 1 m/s，运输各种药品、静脉输液、血液制品等重要物品，据报道已可应用于病区药房、静配中心、所有病区护理单元和血库等科室。静脉输液成品由自动分拣机分拣并打包完成后通过系统基站的操作系统，开箱解锁，选择"病区"后确认发送，由小车自动将成品输液送到各病区治疗室，无须人工运送。

（六）智能差错管理系统

智能差错管理系统是在现有静脉用药集中调配全程信息化管理的基础上，基于各个岗位相关操作人员的电子信息记录备份功能。该系统包括智能差错记录系统和差错管理平台。该系统对审方、贴签摆药与核对、加药混合调配、成品输液核对及打包运送等岗位所发生的差错进行无纸化、智能化记录，并将记录内容实时传输到智能差错管理平台，使差错情况一目了然；系统同时自动生成差错报表，个人可随时查看自己发生差错的情况及占总差错的比例；记录过程只需点击鼠标即可完成，无须人工填写。

（七）智能退药系统

EDA 为移动扫描器，安装了退药应用程序，操作时登录后即可进行扫描退药。如果医师已经停止该静脉用药医嘱，通过扫描输液标签后，操作界面会提示是否退药成功。如果退药成功，信息则通过无线网络发送至服务器，将药品信息即时传输到智能存取机，智能存取机的退药操作界面会提示所退药品的数量，并自动定位，还药确认后即增加库存，避免了还错药的可能。

（八）自动盘点机

自动盘点机通过射频技术对注射剂药盒进行自动绑定，盘点时将药盒放在盘点机上，系统即会显示该药品的数量，并保存盘点结果，最后导出盘点报表，无须人工统计，操作方便、准确。自动盘点机主要用于摆药时的药品计数、每日贵重药品的管理和每月的药品大盘点。

二、工作流程

《静脉用药集中调配质量管理规范》（2010 年版）对静配中心工作流程的描述

如下：临床医师开具静脉输液治疗处方或用药医嘱→用药医嘱信息传递→药师审核→打印标签→贴签摆药→核对→混合调配→输液成品核对→输液成品包装→分病区放置于密闭容器中、加锁或封条→由工人送至病区→病区药疗护士开锁（或开封）并核对签收→护士再次与病历用药医嘱核对→给患者静脉输注用药。工作流程见图3-4-1。

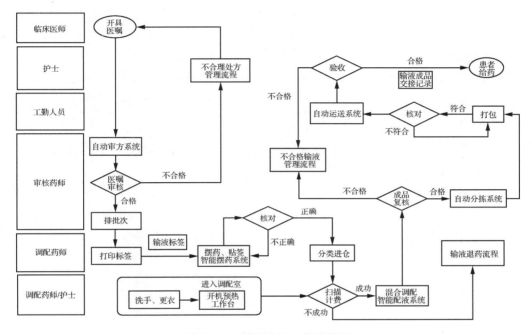

图3-4-1 静配中心工作流程图

（一）医嘱审核

《静脉用药集中调配质量管理规范》规定，药师应当按《处方管理办法》有关规定和《静脉用药集中调配操作规程》，审核用药医嘱所列静脉用药混合配伍的合理性、相容性和稳定性，对不合理用药应当与医师沟通，提出调整建议。对于用药错误或不能保证成品输液质量的处方或用药医嘱，药师有权拒绝调配。静配中心医嘱审核的药师有资质规定：具有药学专业本科及以上学历，拥有5年以上临床用药或调配工作经验并由药师及以上专业技术职务任职资格的药学人员担任，严格按照处方审核操作规程对处方的正确性和适宜性进行审核。具体资质规定可根据各个静配中心实际情况制定。

1. 审核要求

静配中心主要对输液的溶媒选择、溶媒量、用法用量和配伍禁忌等方面进行审核，目前的不合理医嘱也主要集中在以上几个方面，因此要对这几类问题进行重点审核。虽然全医嘱审核的审方内容已经包括以上几个方面，但是考虑全医嘱审核为实时审核，不能保证全天 24 小时都有药师值守，在全医嘱审核关闭的情况下仍须静配中心对静脉输液的合理性进行把关。鉴于本书之前的全医嘱审核环节已经包含了审方的具体介绍，此处就不赘述，具体参考本书第二章第三节。

2. 批次安排

大部分静配中心输液配置的工作量较大，一般采取多批次配送的方式。但由于静配中心配制的药物品种类较多，而其中细胞毒性药物、TPN 等调配操作较为复杂，耗时较长，导致成品输液的配送延迟现象时有发生，因此需要药师人工结合信息系统干预进行合理化的批次安排。在给药批次安排方面，批次划分综合送药时间间隔、输液滴速等因素，如仅根据医嘱执行时间自动生成给药批次，可能会造成输液调配量分配不均衡，比如会导致某一批次输液数量过多而不能及时送达或者输液数量过少而衔接不上。静配中心应该在保证患者输液按时供应的同时，还要保证各种输液尽快给药而不会失效。此外，药师还需根据药物作用特性和患者的个性化需求等，手动修改，以安排合理的给药批次。

（1）时间规则。

对于当天开第二天用药的医嘱，根据执行时间来定义批次的规则，各个静配中心可以根据实际情况自行调整，大体的规则见表 3-4-1：

表 3-4-1　静配中心批次安排时间规则

批次	执行时间
第一批	08：00—10：00
第二批	10：01—11：00
第三批	11：01—13：00
第四批	13：01—16：00
打包批	16：01—次日 07：59

根据给药频次划分批次，保证各频次如 bid、tid、qid、q 12 h、q 8 h、q 6 h、qd 等长期医嘱保持有效的血药浓度，例如，给药频次为 bid 的输液，安排在第 1 批、第 4 批打包，确保给药间隔 8 h 以上；给药频次为 q 12 h 的输液，安排在第 1 批、第 4 批打包，确保间隔 12 h 左右；给药频次为 q 8 h 的输液，安排在第 1 批、第 4 批打包，确保间隔 8 h 左右；给药频次为 q 6 h 的输液，安排在第 1 批、第 4 批、2 袋第 4 批打包，确保间隔 6 h 左右；给药频次为 qd 的输液，根据实际情况安排批次。具体批次安排可根据各院实际情况而定。

（2）容积规则。

限制某一批次液体量，超过设定的液体量后会自动调整部分医嘱到下一批次。制定容积规则，可以避免某一批次输液过多不能及时调配、输液调配完成后却占用较多空间无法及时配送影响药品质量，以及某批次输液过少使患者用药跟不上下一批次的输液送达等问题的发生。规定输液容积的规则可综合病区配送距离和病区需求，如配送距离较近的病区可设置相对较少的容积，病区使用输液时间较晚的也可设置较少的容积，避免不必要的输液储存时间的延长。

（3）用药顺序。

辅助用药安排在治疗用药之后，如抗菌药物、止血药物等可以安排在固定优先批次中，而维生素类药物、增免药物可安排在靠后的批次中，如注射用还原型谷胱甘肽说明书中规定"环磷酰胺治疗后，应立即静脉 15 分钟输注以减轻化疗对泌尿系统的影响"；呼吸内科、血液内科中的患者大多有不同程度的呼吸道感染和免疫功能低下，经常联合使用抗生素，一般先使用杀菌剂再使用抑菌剂，以达到最佳联合治疗效果；对于肿瘤科患者，则严格按患者化疗方案安排输液顺序，注意水化液、化疗药增效剂、止吐剂、解毒剂等药品的配送顺序。例如，医嘱中如有长春瑞滨注射液时，将地塞米松注射液安排在第 1 批次调配；如有氟尿嘧啶时，将亚叶酸钙安排在第 1 批次调配；对于使用多西他赛注射液、紫杉醇类注射液的患者，一般先用小剂量，以观察有无过敏反应，因此在使用中要注意先将小剂量的输液安排在大剂量的输液之前，并且大剂量的输液要等待病区通知后再调配。顺序依赖性化疗方案中，当某些抗肿瘤药物组合使用时要确定使用的先后顺序，如紫杉醇与顺铂合用时，先使用紫杉醇后使用顺铂，从而减少毒性反应。又如，长春新碱和环磷酰胺合用时，先使用长春新碱，6～8 h 后使用环磷酰胺。一方面，长春新碱具有同步化作用，使细胞停滞在 M 期，6～8 h 后细胞同步进入 G1 期，此时用环磷酰胺可增效；另一方面，长春新碱可能增加肿瘤细胞的通透性，提高细胞内环磷酰胺浓度，产生更强的抗肿瘤作用。顺铂与氟尿嘧啶合用时，先给予顺铂可能具有更好的抗肿瘤活性。异环磷酰胺进入体内经肝药酶活化生成异环磷酰胺氮芥发挥抗肿瘤作用，属于细胞周期非特异性药物，该药有严重的出血性膀胱炎副作用，使用时必须同时应用美司钠，因此美司钠和异环磷酰胺须安排在同一批次，以保护尿路。对于非顺序依赖性抗肿瘤药物，应先安排使用静脉刺激性强的药物，以保护外周静脉，如用盐酸表柔比星具有静脉刺激性，对于顺序依赖性化疗方案，应尽量先使用时表柔比星；预防化疗药物不良反应的药物，如用于止吐、护胃、抗过敏及解毒药物，应安排在化疗药物前使用。紫杉醇给药前 30 分钟至 1 小时须给予西咪替丁、异丙嗪和地塞米松预防过敏反应，因此西咪替丁输液须安排在紫杉醇之前；铂类药物用药后须保证一定的水化量，如奈达铂规定给药后继续补液 1 000 mL 以上，因此除预处理的药物须安排在铂类药物之前外，其他药物均应该安排在铂类之后。安排批次须综合考虑患者病情和用药方案，这样既可以保证每位患者及时用药，又能保证调配后输液的稳定性，也符合医嘱制度的规定。此外，对输液调配顺序的划分，应做好系统的后期维护工作，以便根据实际情况不断更新和优化。

（4）时辰药理学。

部分药物，如大剂量糖皮质激素，因糖皮质激素分泌的高峰在早上，中午开始下降，到午夜降至最低，所以应安排在 7：00—8：00 给药，以减轻对下丘脑-垂体-肾上腺皮质系统的反馈抑制，减轻肾上腺皮质功能下降。对于肿瘤患者来说，不同的癌细胞生长特征不同，将 DNA 合成作为参数，各种肿瘤细胞分裂增殖的节律不同，如卵巢癌的 DNA 合成高峰时间为 11：00—15：00，乳腺癌为 13：00—15：00，肺癌为 6：00—12：00，选择恰当时间应用抑制 DNA 合成的抗癌药可避开正常细胞 DNA 合成高峰时间，提高药物选择性，减少药物毒性。

（5）药物动力学。

药物动力学方面的相互作用是安排批次过程中不可忽视的现象，包括药物的吸收、分布、代谢、排泄四个环节，其结果可能会影响药物在其作用靶位浓度，从而改变其作用强度或性质。静脉药物主要受代谢过程影响，故仅对代谢方面进行阐述。肝脏代谢过程中，如果存在肝药酶诱导剂，因肝药酶活性增加，促使药物代谢加快，而使机体对药物的反应性减弱，又可使同时输注的其他药物药效减低，因此须增加受其影响的药物剂量才能维持疗效，如无法增加药物剂量，则须延长与其他药物的使用间隔时间，不能排在同一批次或相近批次；如果是肝药酶抑制剂，则能对肝药酶产生抑制作用，使药物代谢减慢，药物作用时间延长、作用增强，可产生有利影响也可能产生不利影响。例如：肝药酶诱导剂苯巴比妥可以加速环磷酰胺在体内的代谢生成醛磷酰胺，增强细胞毒性；氮唑类抗真菌药以及红霉素能抑制环孢素的代谢（CYP3A4），增强后者对肾脏和中枢神经系统的毒性，故排此类药物批次时要依据患者病情及医嘱中药物种类灵活排列。肾脏代谢过程中，经肾脏代谢的药物遇到利尿剂时须增加药物剂量才能维持疗效，遇到具有促进肾小管重吸收作用的药物时，药物作用时间延长、作用增强，需要减少剂量才能降低不良反应，如无法改变药物剂量，则须延长使用间隔时间，不能排在同一批次或相近批次。

（6）配伍禁忌。

对于相邻两组间存在配伍禁忌的输液，尽量安排其他无相互作用的输液以隔开，无法间隔时再标注冲管信息。如痰热清与维生素 C、含钙制剂须隔开或冲管；奥美拉唑与酚磺乙胺反应须隔开或冲管；兰索拉唑与丹参多酚酸盐须隔开或冲管；多种微量元素敏感，应注意与其他输液隔开或冲管，尽量单独使用。

（7）输液稳定性。

同一批次内储存时限短的输液优先安排使用，具体顺序为立即使用→1 小时内使用→2 小时内使用→3 小时内使用，以此类推。

（8）输液滴注速度。

即使是同样体积，不同药物的输液滴速也有差异。如 10 mg 阿加曲班加入

250 mL 溶媒中，按说明书要求静滴 3 h 以上，而普通药物 250 mL 溶媒只需静滴 1 h 左右；注射用盐酸万古霉素 0.5 g 加入 100 mL 溶媒中，按说明书要求静滴 1 h 以上，而普通药物 100 mL 的溶媒只需静滴 30 min 左右。含有氯化钾的输液也须比相同体积的输液减慢滴速，否则会引起患者电解质紊乱、心律失常等严重后果。在安排这类药物的批次时，可以适当减少该批次药物的容积量。

（9）个体化需求。

对年龄 65 岁以上的老年患者，输注速度应放慢，输注过快可能会引起输液反应，严重时会导致水肿和心力衰竭，安排此类患者输液，每批次的液体量也可酌情减少；对急性颅脑损伤、脑外伤昏迷的患者，如果尽早使用具有脑保护作用的药物如醒脑静注射液、依达拉奉注射液等治疗，可对受损的血脑屏障进行修复保护，进而降低继发性脑损害及脑水肿，使病情缩短，提高患者生存质量和存活率；对妊娠剧吐患者，维生素 B_6 注射液是最常用的止吐药物，不良反应小，且可以有效补液、纠正脱水，故应优先使用；对消化性溃疡、上消化道出血患者，应尽可能早期静脉大剂量给予质子泵抑制剂；对预防因使用非甾体消炎药、糖皮质激素等后引起的药物性胃和十二指肠黏膜损伤，且诊断不含消化性溃疡、上消化道出血的患者，质子泵抑制剂作为预防用药，应安排在治疗药物之后使用；一般情况下，外科患者在手术后急需补液来维持体液的电解质平衡，滴注速度也较快，因而批次排序应遵循先晶体后胶体、先盐后糖、定时定量、计划输液的原则。先晶体后胶体：先输入一定量的晶体液，既可以改善血液的浓缩状态，又有助于微循环；然后输入胶体液（全血、血浆或者右旋糖酐）等，来维持血浆的胶体渗透压，稳定血容量。但对于失血性休克患者则应尽早补给胶体液。先盐后糖：一般先输入无机盐再输入葡萄糖，因为糖溶液中糖晶体在体内代谢成低渗液，扩容作用相对较弱，糖在人体内迅速被细胞利用，对维持渗透压意义不大。对于内科患者，批次排列的基本要求是按照上文所述，将止吐药、保胃药、杀菌性抗菌药物、治疗药物等设定在较前的批次，其他辅助用药放在较后的批次，第三批次主要为肠外营养。不同科室用药有自己的特点、特殊要求及注意事项，排列批次、分配时更要注意前后顺序，根据各科室实际情况，总结出常用批次规则。

（10）其他规则。

当天开具的临时医嘱，根据医嘱发送时间与执行时间共同确定批次。如静配中心收到 qd 的医嘱，执行时间是 15∶00，系统只会依据 qd 的频率安排在第 1 或第 2 批，但如果安排在上午调配会导致输液存放时间过长，药物稳定性可能会受影响，这就需要药师手工改成第 4 批，下午调配好，尽可能缩短存放时间。

静配中心输液批次的安排需要药师们充分利用药学知识，综合考虑患者年龄、病情、药物性质、治疗方案等因素，控制输液速度，合理安排输注顺序、时间及每批次液体量，分时分批地将输液送至临床各病区。对每位住院患者全天的静脉输液进行合理编排批次，制订合理输液计划，分时分批调配给临床科室使用，保证患者输液的连续性和安全性。

（二）摆药贴签

根据《静脉用药集中调配管理规范》规定，负责摆药、加药混合调配、成品输液核对的人员应当具有药士以上专业技术职务任职资格。摆药贴签、加药混合调配和成品输液核对往往是静配中心新进人员最先接触的工作内容，由于静配中心的调配岗位涉及的环节多，流程复杂，容易发生差错，而新工作人员对工作流程、工作职责不熟悉，对药品熟悉程度不够，缺乏工作实践经验等，可能会导致工作中出现一些差错。而随着静脉用药调配中心信息化、自动化水平的不断提高，静配中心利用智能化系统的优势越来越明显，一方面，工作流程得到优化，提高了工作效率，减少了差错；另一方面，药师将节约出来的时间用于与临床各病区的沟通，更好地为住院患者静脉药物安全用药服务。智能摆药贴签系统就是其中之一，该系统包括一系列的硬件设备和软件系统。硬件设备主要有计算机、扫描枪、无线路由器、PDA、智能摆药机、智能输液架、自动盘点机、自动输液分拣机等；软件包括药品管理系统、条码管理系统、智能摆药系统、智能差错管理系统和退药拦截系统等，分别用于静脉用药集中调配各岗位的操作。该系统通过条码技术和射频技术的应用，可以实现智能摆药、智能贴签、自动分舱、自动盘点和一键退药等功能。

1. 智能摆药系统

经由自动审方系统及审方药师审核合格的输液处方信息，由后台药品管理系统传输到智能摆药系统，然后智能摆药系统将接收的输液信息进行汇总和处理，给每一袋静脉输液用药医嘱编号，编号具有唯一性，并生成条形码，在静配中心所有操作流程中可以通用。根据药物的性质自动对该输液进行调配间的归类，如抗生素、激素、化疗药等分在抗生素调配间，普通药物分在普通药调配间，静配中心也会对细胞毒药物建设单独调配间，与其他药品调配间区分开。同时，根据每种药品数量和混合调配的难易程度，系统综合分配操作台，将复杂的工作流程交由系统软件处理，而将工作人员从中解放出来，节约了时间，避免了人为差错，极大地提高了工作效率。

智能摆药系统根据药品种类和数量又分成两种模式，即汇总摆药操作模式和单筐摆药操作模式。汇总摆药操作模式是指一组输液内只加1种或2种药品，且同种药品标签量相对较多（标签大于或等于10张），将相同药品的多张标签汇总后连续打印在一起并一次完成摆药。打印的标签第一张为主药汇总单，汇总单包含打印时间、批次、舱位、汇总主药与辅药、药品规格与数量等信息。摆药时，在摆药机中拿取药品汇总数量的"零头"部分，其余整包装的药品数量在药品二级库拿取。接着打印与汇总单相对应的输液标签，同时输液标签的溶媒信息也会按照系统规定的顺序依次排列，方便后续贴签操作。静脉用药调配中心多数的输液只加 1 种或 2 种药品，因此，大部分的摆药都可以采用统排操作模式，包括抗生素、普通药物、中药注射剂等。单筐摆药操作模式是指不适宜用汇总摆药操作模式，而需要单张标签逐筐摆药的模式。单筐摆药操作模式用于单张标签上的药品种类较多的（一组输液中有 3 种或 3 种以上药品）、同种药品标签量相对较少的（标签小于 10 张）、打包发放药、抗肿瘤药物、冷藏药品、营养液等。而单筐摆药模式也会按标签顺序在系统界面上显示药品汇总信息，打印完标签后，操作人员可根据系统提示开始逐筐摆药。

操作人员登录摆药系统后即可导入数据，打印输液标签，同时进行摆药操作。摆药操作可由两人合作完成，一人负责摆药，另一人核对，该模式提高了效率，减少了差错。完成摆药工作后，及时对摆药机器内短缺的药品进行补充。补充药品时应当注意药品有效期，按先进先用、近期先用的原则。所有摆药操作结束后，进行摆药间的清场工作，用 75% 乙醇对智能摆药机进行清洁消毒。

智能摆药系统还包含其他辅助功能，如自动盘点和一键退药操作等。自动盘点系统通过射频技术将药品信息与智能摆药机药盒进行绑定，盘点时将药盒放在机器上，系统会自动显示对应药品信息和药品数量，而无须人工点数，方便准确，可应用于每日的贵重药盘点和每月的药品大盘点等。对于一键退药，如果临床停止了某药品输液医嘱信息，通过扫描输液标签条形码，系统操作界面自动判断是否退药成功。若退药成功，信息会通过无线网络发送回服务器，并将药品信息即时传送到智能摆药存取机，智能摆药存取机退药界面则提示该药品信息，并自动定位提示，待确认操作后将药品信息重新存入智能摆药系统中，避免了还药错误。因其设计合理、功能较全，国内大部分医院静配中心均已应用了类似的智能摆药系统，通过优化摆药流程，减少差错，极大地提高工作效率。在操作中，每个岗位都用自己的工号登录，做到了工作情况统计与职责追溯。一些有条件的静配中心可以将审核后的药品医嘱信息直接连接到智能贴签系统中，实现打印标签、智能贴签一体化操作。

2. 智能贴签系统

智能贴签系统包括自动贴签系统和计算机辅助贴签操作系统等。

（1）自动贴签系统。

自动贴签系统将静脉输液医嘱标签打印与贴签一体化，与智能摆药小车对接，其对应的药物品种、批次、所需溶媒信息在摆药数据导入时就已经绑定。贴签人员选择打印标签后会出现提示，提示的内容包括批次、溶媒、标签数，溶媒在货架上的对应位置也会亮灯提示，将所需溶媒准确放在贴签机的传送方格上，传送带将溶媒输送至打印机下方，再次点击打印后，自动贴签机上的红外线感应到溶媒时便将标签准确又整齐地贴在溶媒上。

贴签按照一种药物全部贴完后再贴另一种药物的顺序，中间不能跳跃进行别种药物的贴签。当一种溶媒贴完后，显示屏会提示贴签人员选择另一种溶媒进行贴签，该溶媒也会在货架上提示。出现故障时，系统会自动统计还剩多少袋输液未贴签。该机器有一个输液回收口，当机器出现故障未及时贴签或者贴签错误时，输液就从该回收口流出，避免与贴好标签的输液混淆在一起。如此不断操作，自动贴签系统便可准确、匀速地完成贴签工作，其速率可达3秒/袋，1 200袋/小时。自动贴签系统通过自动识别功能，可以规避人工贴签有可能出现的溶媒贴错、数量错误、标签遗漏等常见问题。

（2）辅助贴签操作系统。

经过智能摆药系统处理后，输液标签信息通过无线网络系统即时传输到辅助贴签操作系统的计算机上，操作人员登录工号后，选择输液标签的药品信息，按照计算机提示的与所摆药品相对应的溶媒信息进行贴签，溶媒信息包括名称、规格和所需要的数量，同时由智能输液架上的LED屏定位并显示数量。药品溶媒信息在药品管理系统中做了相应的规则和顺序设定，计算机在显示溶媒信息时会按照设定的规则排列顺序，规则设定先进行特殊溶媒，如甘露醇注射液、林格氏液、木糖醇注射液、转化糖注射液等的贴签，再按照溶媒量（500 mL、250 mL、100 mL）进行糖水、糖盐水、生理盐水溶媒顺序汇总显示。计算机系统与操作人员严格执行此类顺序，可避免差错发生。

智能贴签可采用流水线形式进行，以三人一组为宜，即一人贴签，一人辅助，一人审核。打印好的标签交给贴签人员，贴签操作可采用"PIVAS智能药架控制程序"进行，汇总摆药模式的药品严格按照计算机程序提示的药品种类进行每个批次的贴签工作，单排药品采用两人贴签、一人核对的模式。搬药人员按照输液标签提示的仓位编号、输液批次，将药篮搬运在规定的调配间及对应的调配操作台。所有工作结束后及时用75%乙醇对工作台面清洁消毒并在贴签记录本上登记。

3. 智能小车摆药系统

智能小车摆药系统配有触摸屏，软件包括病区管理、静配管理、药品管理、库存管理、手麻管理、查询管理、用户管理和系统管理8个板块，可将小车与摆药系统的信息进行对接，自动根据审核排批次后的医嘱信息进行汇总。小车上对应药篮会提示药物信息，摆药时根据提示拿取所需药品即可，且小车带有智能称量核对系统，减少了人工拿错药的概率，对药品的库存管理，特别是贵重药的管理有很好的帮助作用。

智能小车摆药系统包括统领摆药和散单发药两种模式。统领摆药指绑定摆药车后，选择所需拿取统摆药品批次，每辆摆药车会有药品的品种和数量显示，根据提示从对应抽屉中拿取所需药品及数量，并按提示放入对应药品药筐中。在拿取过程中，随着药品的拿取，根据小车所承受的重量差异，小车对应筐号的数目会相应减少，直至拿完所需的统摆药品的数量，其对应筐号前面的数字显示为0。如果智能药仓中的药品数量不够，则缺的数量会在前面用"★"标示，摆药药师只需从二级库中拿取所缺的药品数量。而散单发药模式指通过选择合适的摆药日期、摆药批次及摆药分类后，点击送到所有缓存抽屉，根据界面显示的发药数目拿取规定的药品数量，再将散单的药框进行摆药贴签。

（三）加药混合调配

混合调配是静脉用药调配中心工作的重中之重，需要在洁净环境下，由经过专业知识培训的药学人员或护理技术人员按照无菌操作要求，对静脉用药物进行加药混合调配。混合调配对环境有严格要求，同时更强调调配人员一定要有无菌意识，严格遵守混合调配工作流程与规章制度，以保证调配的成品输液安全。加药混合调配工作流程见图3-4-2。

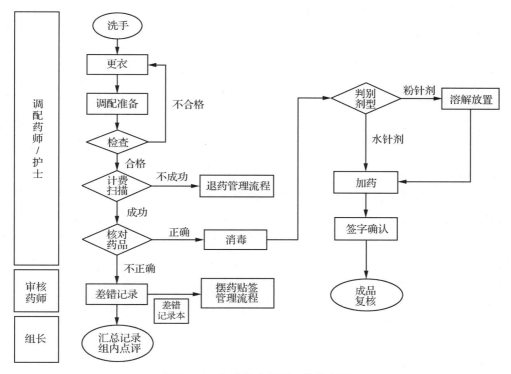

图3-4-2 加药混合调配工作流程图

加药混合调配模式包括手工调配、半自动辅助设备调配、全自动配液机器人调配等。手工调配模式适用于所有药品的加药混合调配，是目前国内主要的加药混合调配模式，是医院药师与护士每天非常重要的工作内容。为了合格调配每一袋静脉输液，保证患者用药安全，药师与护士每天进行着大量重复的调配与核对工作，工作强度较大。同时，静配中心调配人员在高强度的手工调配模式下容易产生疲惫感，导致手部关节疲劳损伤甚至手部直接针刺伤害等问题。为了改善静脉输液调配的模式，解放手工调配的双手，实现自动化静脉输液调配，越来越多的企业人员开始重视智能化、自动化静脉输液调配设备的研究。近年来，一些半自动化、自动化静脉输液混合调配设备被开发出来，应用到静脉输液调配的实践中，替代了部分手工调配，并由此开发了其他静脉输液调配模式，降低了药物调配的工作强度，提高了药物调配的工作效率，取得了较好的成效。其中代表产品有静脉输液配液机（泵）、半自动配药机器人（如多工位智能配药机等）、全自动化静脉用药调配机器人等。

1. 手工调配

手工调配仍是目前静脉输液调配的主流形式。手工调配需要进行有效扫描，扫描一袋，调配一袋；根据药品的种类选择合适的针筒规格，每次抽吸量不超过针筒容积的 3/4，一般选用 20 mL 的针筒，其抽吸量不超过 15 mL，对 ≤1 mL 剂量的水针剂采用 1 mL 针筒来抽吸药液；每个药品及输液袋进针口需要用 75% 乙醇消毒；如果一袋输液里有多种药品（如极化液），先加非整支，再加整支；不同种药品分次抽吸，避免药物出现相互作用等，如复合磷酸氢钾与马来酸桂哌齐特注射液抽吸在一起就会产生白色混浊液体。每位工作人员都有自己特定的签字，并留样备查，不得随意更改，签字须工整、清晰可辨识，病区帮忙护士的签字则采用自己所在病区的阿拉伯数字，以便查询核对。

手工调配按同类药品集中的原则来完成输液调配工作，可以避免频繁更换针筒，很好地节约配置时间，节约耗材。但同种药品的调配建议完成 5 袋输液后更换针筒，或针筒有污染、破损时及时更换。调配中，无菌橡胶手套建议至少每 30 分钟用 75% 的乙醇喷洒消毒一次，每 1 小时至少更换一次手套。有破损、大量药液喷溅于无菌手套时，须及时更换。临床上需要先用、冷藏的药品，尽量安排在第一批次，并且在同一批次的输液里最后完成调配，以保证输液稳定性。对于一些难加、难溶的药品，可以双人合作，如一人负责打水溶解，另一人负责回抽。手工调配时，调配人员更容易发现审方时遗漏的不合理问题，以及排批次、摆药、贴签差错等情况。若发现问题，可交由仓外工作人员处理，并根据扫描条形码信息记录于计算机差错系统。

2. 半自动辅助设备调配

（1）半自动配药机（泵）。

半自动配药机有两种，其中一种是以电机驱动为原理的机械针筒式装置，须手动更换针筒，模拟手工调配模式，可自动双向抽吸溶媒或药液实现机械化调配，调配过程中不需要手工推拉注射器，减少了手部疲劳和伤害，具有一定的优势。另一种是半自动配液泵设备，是以蠕动泵原理为基础的，利用皮管将液体进行双向转移的一种新型静脉药物调配仪器。半自动配液泵设备很大程度上能够解放人的双手，减少药物调配人员的手部伤害，操作简单，具备操作可控、定量准确等优点。一些医院的静脉用药调配中心已经开始利用其代替部分手工药物调配，但调配模式仍在实践发展中。目前，半自动配药机应用的调配模式包括直接抽吸调配模式和预调配模式等，预调配模式包括药品预溶模式和药品储备液模式。使用配液机（泵）进行调配需要依据《静脉用药集中调配质量管理规范》和《处方管理办法》的有关规定，由药学专业技术人员按照静脉用药集中调配操作规程，按照无菌操作要求，在洁净环境下对药物进行混合调配，保证输液安全、有效。

① 直接抽吸调配模式。直接抽吸调配模式主要利用自动机械针筒或者蠕动泵连通管的抽吸功能，直接将需要调配的药物或药液抽吸至输液溶媒得到成品输液，主要适用于水针剂类药物，如康艾注射液、痰热清注射液、艾迪注射液、回抽预溶解好的难溶性粉针剂等；或者通过双向抽吸，先将输液溶媒抽吸溶解药品粉针，再将溶解好的药液抽吸回输液溶媒中，主要适用于易溶解粉针西林瓶装药品，如卡络磺钠、脑蛋白水解物、复合辅酶、丹参多酚、注射用骨肽等。

② 预调配模式（Pre-Admixture Mode，PAM）。预调配模式指利用半自动配药机对需要调配的药物进行预调配操作，包括药品预溶模式和储备液模式。药品预溶模式是将药物提前溶解后保存，再将药物按照输液标签抽吸至输液溶媒中得到成品输液；储备液模式是将溶解好的药物抽吸至储备袋中形成高浓度药液，然后再将其灌注至每一袋输液溶媒中得到成品输液。预调配模式主要适用于稳定性较高、用量大、溶媒相对单一的难溶性粉针剂药物，该类药物人工调配比较耗时耗力，可以用集中自动化机械调配代替重复性的手工调配，实现节约时间、提高效率、减轻手工调配疲劳的目的。符合要求的药品主要有注射用头孢哌酮钠舒巴坦钠、注射用哌拉西林钠他唑巴坦钠、注射用头孢地嗪钠、注射用拉氧头孢、注射用头孢唑肟钠等。

由药师负责手工溶解，护士回抽，溶解及回抽时间较长，重复操作多，人员疲惫，积极性差，满意度低，且边计费边调配，易出现药品支数错误或停药误配等差错。实行预调配模式后，一名药师负责用配液机对遴选粉针剂药品进行提前批量溶解储存待用，或由其调配成药品储备液储存，再直接抽吸储备液至输液袋内调配，而其他人员及帮班护士负责预溶好的药品、易溶解药品及水针药品调配，调配中的重复操作由配液机完成，提高了自动化水平，降低了输液调配工作压力和强度，减少了手部伤害，同时可以降低药品调配的差错和残留量，还可以提高静脉输液调配人员的满意度。经实践应用研究证明，预调配模式使相应的调配药物的成品输液调配效率提高45%左右，且药品数量越大，人工调配速度会越慢，而预调配模式利用配液机进行调配，药品数量越大时，反而调配效率越高。因此，静配中心利用配液机实行预调配模式调配可使输液调配强度降低，人员疲劳感降低、手部损伤较少，从而提高调配人员的工作积极性，减少差错的发生，让他们更专注于用药安全。

预调配药品储备液调配模式具体操作流程如下：

第一步，储备液调配。

第一天下午根据已摆药品数量进行储备液调配。将药物用规定体积的溶媒溶解后回抽至储备袋内，贴上储备液标签置于冰箱保存。调配操作人员填写配液泵调配日志中的储备液调配部分。第二天上午根据输液标签上药品数量将储备液抽吸至输液溶媒中形成成品输液。结束调配工作后，调配操作人员填写配液泵调配日志中的成品输液调配部分。

第二步，核对工作。

在配液泵的使用过程中，在进行新的药品调配、校准结果及流量等仪器数据的设置时，都需要另一名人员进行确认。另外，储备液成品输液核对时，除正常的成品输液核对外，还需要核对灌注袋数。根据灌注的体积，以称重方式核对灌注的体积是否准确（体积与质量关系参照称重查检表）。

第三步，储备液保存。

每种药品的储备液单独放置于专门的保存盒内，在冰箱内冷藏保存。保存盒每天使用完都要用乙醇进行擦拭。

第四步，质量控制。

药物稳定性。根据药品说明书可知，哌拉西林他唑巴坦钠、头孢地嗪钠和头孢唑肟钠等经溶媒调配后在 $2\sim4\ ℃$ 冰箱内可以保存24小时，拉氧头孢钠经溶媒调配后在 $2\sim4\ ℃$ 冰箱内可以保存72小时。厂家提供指导文件显示，头孢哌酮舒巴坦钠经溶媒调配后在室温下可保存24小时。

微粒。经实验结果确定，头孢地嗪钠和拉氧头孢钠的储备液微粒均符合《中国药典》的标准。

残留量。实验结果表明，配液泵进行预调配储备液的残留量符合静配中心的残留量标准。

无菌调配操作。参照《静脉用药集中调配质量管理规范》中关于调配操作的要求进行药物调配，并定期进行微生物监测。

配液泵操作的准确度。根据密度与体积的计算公式，测定药物储备液的密度，并以此来计算体积。配液泵校准及储备液灌注体积的计算均通过此法进行，确保配液泵的精密度及调配的准确性。

建立规范制度。规章制度及标准化包括《配液泵操作规程》《配液泵使用工作制度》《配液泵使用岗位职责》；预调配标签和调配日志填写注意事项规范化；药品及数量、待配输液、储备液、成品输液等摆放储存规范化，并严格要求所有调配人员按照规范执行。

人员培训。人员培训主要包括：预调配模式介绍及相关标准操作程序讲解，配液泵基本操作培训，预调配模式实践操作培训，配液泵使用注意事项，考核，等等。

（2）自动配药辅助设备。

自动配药辅助设备仅辅助液体转移环节，需要人工操作注射器或针具。它以机械臂为原理，通过操作针筒的抽吸达到转移药液的目的。国内一些医院静配中心采用半自动配药机器人调配输液的模式进行静脉输液调配，通过配药机器人代替手工抽吸模式配药，工作人员只须安装针筒，将消毒好的输液袋和西林瓶固定在机器上即可，减少了手部推拉针筒的操作，减轻了工作人员的负担和职业危害。半自动配药机器人能够提高配药工作效率，保证患者用药的有效性和时效性，避免配药人员职业伤害，降低了人工成本，规范了配药流程，提升了医院的自动化水平。

自动配药辅助设备产品体积较小，可直接放置生物安全柜与水平层流台，通电即可使用，部分可与医院信息系统或静配中心平台无缝对接，实现信息化管理，扫码自动获取处方医嘱信息，加药数量及位置屏显与指示灯双重核对提示，自动识别药品属性，智能选择冲配模式，满足抗生素、普通药物及细胞毒药物静脉输液调配，通过一键式操作，自动按照医嘱剂量抽注药液，冲配过程无须手工干预，平均调配速度可达 5～6 秒/袋，配药过程实时记录，数据自动备份，可追溯。

自动配药辅助设备的代表是"配药机器人"，其适用于大多数西林瓶药品的调配（极难溶的药品除外），包括抗菌药物、普通药物及细胞毒药物的调配。代表药物有卡络磺钠、脑蛋白水解物、复合辅酶、注射用头孢唑肟钠、丹参多酚、注射用骨肽，以及回抽预溶解好的极难溶性粉针剂。配药机器人调配药品残留量合格，配药机器人能够减少手部推拉针筒的次数，减少人工调配发生手部意外刺伤次数，降低调配差错，显著降低工作人员的劳动强度及职业伤害，提高调配的准确率及效率。

3. 全自动配液机器人调配

全自动配液机器人是利用计算机软件程序，通过与医院信息系统对接，自动读取静脉输液医嘱信息，按照设定的操作程序自动化控制机械臂的操作，实现对输液医嘱进行定量精准调配的设备。一些医院已经开始利用自动化静脉输液调配机器人进行部分静脉输液的调配工作。调配机器人从医嘱系统中提取医嘱信息，操作人员把对应药品、一次性配药针管、输液溶媒放进机器人的固定装置中，操作人员点击液晶触摸屏开始配药，即可自行完成静脉输液调配的全过程。代表产品如图 3-4-3所示。

全自动配液机器人调配静脉输液，对于极易造成调配人员受伤和交叉感染的切割掰断安瓿瓶瓶口、空针穿刺粉针瓶橡胶塞环节，可全部由机器人代为完成。机器人既能减轻医护人员工作强度，更能有效防止医护人员受伤感染。此类机器人体积较大，占用空间大，无法满足大部分静配中心的使用，其效率较低的缺点也无法满

您现在的位置：其它查询 >> 残余液查询

时间区间：2021-03-08 至 2021-04-08 查询 导出Excel

日期	病人ID	姓名	床号	药品名称	规格	批号	使用剂量	数量（支）	残余液量	处方号	开医嘱人	核对人
2021/3/26 10:30:00	6343265	马雪妹	14	舒芬太尼注射液50ug	50ug	01A10101 00A11201	120ug	3	30ug	0305420	刘思兰	王丽
2021/3/26 10:30:00	6343265	马雪妹	14	舒芬太尼注射液50ug	50ug	01A10101 00A11201	40ug	1	10ug	0305420	刘思兰	王丽
2021/3/26 10:50:00	6344253	揭美兰	38	舒芬太尼注射液50ug	50ug	01A10101	30ug	1	20ug	0306880	杨建亚	薛金华
2021/3/26 11:00:00	6344047	胡盛涛	18	舒芬太尼注射液50ug	50ug		20ug	1	30ug	0307614	陶文萍	刘林燕
2021/3/26 11:01:00	6344299	陶银珍	32	舒芬太尼注射液50ug	50ug	01A10101 00A11201	30ug	1	20ug	0306393	蔡姝	姜伟伟
2021/3/26 11:15:00	6343656	曹国平	44	舒芬太尼注射液50ug	50ug	01A10101	20ug	1	30ug	0307016	成洁	张玉
2021/3/26 11:45:00	6344061	樊苏英	02	舒芬太尼注射液50ug	50ug	01A10101 00A11201	40ug	1	10ug	0305423	刘思兰	聆依琳
2021/3/26 11:45:00	6344061	樊苏英	02	舒芬太尼注射液50ug	50ug	01A10101 00A11201	120ug	3	30ug	0305423	刘思兰	聆依琳
2021/3/26 11:55:00	6343351	赵曾宏	20	舒芬太尼注射液50ug	50ug	01A10101 00A11201	70ug	2	30ug	0307815	周实	张白易
2021/3/26 11:55:00	6344166	丁素萍	30	舒芬太尼注射液50ug	50ug	01A10101	40ug	1	10ug	0306464	张艳兵	刘霞
2021/3/26 12:30:00	6343623	段丽娟	22	舒芬太尼注射液50ug	50ug	01A10101 00A11201	70ug	2	30ug	0307284	靳丽敏	黄芳
2021/3/26 12:30:00	6343896	刘毓兰	07	舒芬太尼注射液50ug	50ug	01A10101	10ug	1	40ug	0307015	成洁	张玉
2021/3/26 13:20:00	6344147	朱利年	31	舒芬太尼注射液50ug	50ug	01A10101	30ug	1	20ug	0307135	郑小艳	黄星艳
2021/3/26 13:25:00	6343844	蒋维民	02	芬太尼注射液0.5mg	0.5mg	91E09041	0.1mg	1	0.4mg	0307014	成洁	张玉
2021/3/26 13:30:00	6343813	金永珍	30	舒芬太尼注射液50ug	50ug	01A10101 00A11201	40ug	1	10ug	0305421	刘思兰	王丽
2021/3/26 13:30:00	6343813	金永珍	30	舒芬太尼注射液50ug	50ug	01A10101 00A11201	130ug	3	20ug	0305421	刘思兰	王丽
2021/3/26 13:30:00	6344095	韩素珍	09	舒芬太尼注射液50ug	50ug	01A10101	30ug	1	20ug	0307443	移小峰	陈英杰

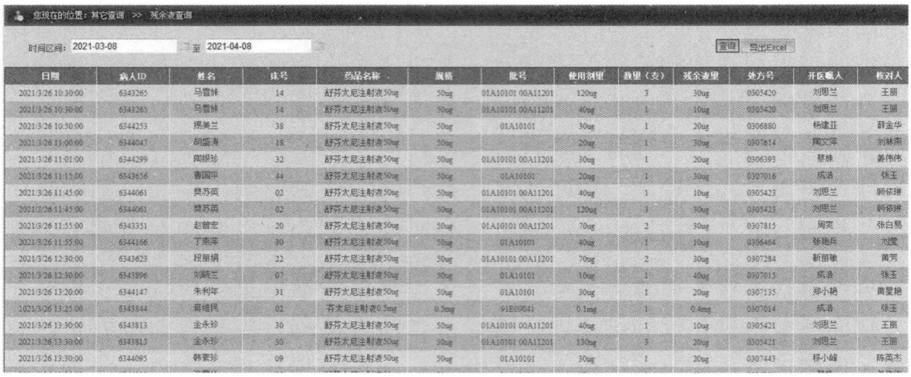

图 3-4-3　自动化静脉输液调配机器人设备

足大批量输液调配工作，不过其对于临床医嘱信息可持续获取，可以保证一天 24 小时持续工作，一定程度上可缓解输液调配压力。值得关注的是，其在调配人员职业防护与调配精准性方面具有显著优势，目前主要应用于细胞毒药物的调配工作，而对于未来静配中心静脉输液自动化、智能化调配的发展具有一定的积极意义。希望未来静脉输液全自动化智能配液机器人会有一个更好的发展，也希望不久的将来有更多更有优势的配药机器人诞生，以更好地服务于人类。

（四）成品输液核对

成品输液核对是静配中心整个工作流程中非常重要的环节，同时也是差错发现的最后一个重要的环节。所有成品输液必须通过复核正确后方可运送到临床使用，同时成品输液需要定期进行成品输液质量检查（抽查）工作。如果前面流程发生了差错，并在成品输液复核环节尚未核对出来，则会发生出门差错，甚至会发生医疗事故，因此，核对过程一定要认真，严格按照工作流程来做。成品输液复核工作流程见图 3-4-4。

1. 成品输液复核

成品输液复核工作包括核对、分拣、包装、各批次数量统计、运送与病区交接等。这些工作可利用计算机程序、分拣设备、分拣统计软件等完成。按输液标签内容逐项核对所用输液与标签是否一致，空西林瓶、空安瓿与标签上标示的药品名、规格、用量等是否相符，确保所加药物数量和剂量准确，再次检查药物之间配伍的合理性及用药剂量是否合理，并作残留量及袋内异物检查，观察输液袋尤其是加药处有无渗漏、破损等现象。核对与检查非整瓶（支）用量患者的用药剂量和标识是否相符；非整瓶（支）可以用“打钩”标示。核对时如发现加药有误或存在疑问，应及时通知调配人员，纠正错误，必要时重新调配。重新调配必须按常规程序进行，并在计算机上做好差错记录。检查标签是否完整，标签提供的信息（如日期、批次等信息）是否正确，各岗位操作人员（摆药者、核对者、调配者）签名是否齐全，

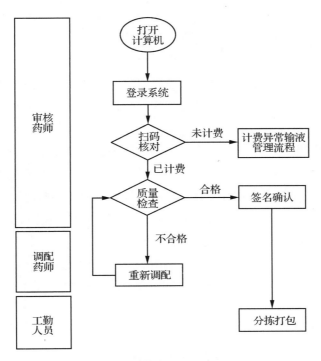

图 3-4-4 成品输液复核工作流程图

确认无误后核对者在标签上签名。核查完成后，空安瓿、空西林瓶等废弃物按规定进行分类处理，用 75% 乙醇及时对成品核对操作台面进行清洁，以免有小的玻璃碎片扎破成品输液袋。最后，复核合格的成品输液进入包装与运送程序。

2．成品输液质量检查

成品输液质量检查一般每周抽查一次或指定抽查时间随机抽取，每次可随机抽查某类（个）药品数袋，或随机抽取某个人或多人调配药品进行检查。检查应按照随机性、多样性原则，保证抽查样本具有代表性，确保检查结果具有客观性、公正性。具体检查内容包括外观检查，如浑浊、沉淀、变色、结晶、异物等；包装容器检查，如挤压渗漏、加药口好坏检查；标签信息检查，如条码信息、药品信息、人员签字、特殊提示信息是否完好清晰；残留量检查；加药人、检查人信息登记；检查结果判定；结果分析与持续改进；等等。其中，残留量检查分三类：一是 1 ~ 10 mL 水针剂要求残留量不超过容量的 5%；二是 20 mL 水针剂要求残留量不超过容量的 3%；三是粉针剂要求空西林瓶中残留药液不超过注入溶媒体积的 5%。

（五）退药操作

在静配中心工作中，若临床医生调整用药而修改医嘱，就会有退药产生。传统的退药处理工作首先需要静配中心接收计费后护士才可以进行停药操作，然后再通知静配中心进行确认退药操作，对于退药医嘱缺乏能动性，且退药工作繁杂，无法自由控制退药时机。而随着条码管理信息系统和扫描系统在静配中心运用后，出现了退药应用系统，退药操作流程得到进一步优化，实现了自主能动性，在静配中心混合调配用药医嘱扫描计费前，临床可根据患者病情随时停止该医嘱。静配中心调配人员只要在混合调配输液前，通过扫描枪或移动手持设备对输液单标签上的条码进行扫描，就可判断是否是退药。若计费成功，进行加药混合调配；若是退药，则将药品从传递窗传出。

　　每日可由专门班次负责退药工作，操作时登录退药应用系统，扫描退药输液标签后，操作界面会提示是否退药成功。如果退药成功，信息则通过无线网络发送至服务器，将药品信息即时传输到智能存取机，智能存取机会对所退的药品信息汇总处理，退药操作界面会提示所退药品的数量，并自动定位，还药确认后即增加库存，这样可有效避免还错药。退药工作流程见图3-4-5。

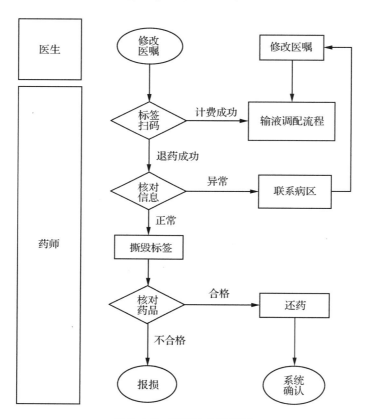

图 3-4-5　退药工作流程图

　　退药岗位人员用工号登录退药应用系统，对调配仓内传出的退药输液进行再次扫描，确保退药的准确性。退还药品时逐一查看每支药品的品名、规格，并将每一个批次的相同药品汇总到一个药篮中。将汇总的退药归还到智能摆药机相应药盒中，若发现有破损或污染等不合格药品，应将其报损并作相应记录。归还退药时，点击智能摆药机的退药界面，按界面提示所退药品的数量和定位进行退药，同时核对所退药品的数量、规格与界面提示是否相同，如果不同，查找原因。撕毁退药输液上的标签，并将相同输液放置于整理箱中，待一天工作结束后统一由相关人员归还到相对应的输液架上。退药工作结束后，进行退药区的清场工作。

退药扫描时可能出现以下三种情况：正常退药、计费成功、非正常退药。

正常退药，即因患者出院或修改医嘱而产生的退药，按正常退药程序处理即可（图3-4-5）。

计费成功，即由调配人员操作不当而导致错把需要调配的输液当成退药，此时核对标签和药品信息无误后可传入调配间进行调配。

非正常退药，即由于医护人员录入医嘱有误而导致无法计费，从而产生退药，此时应电话告知相应病区医护人员，请其重新正确录入医嘱。

（六）成品输液分拣

静脉用药集中调配模式自开展以来，国内医院不断尝试多种运行模式的研究。初始输液总量不多，调配任务不重，以病区为单位进行摆药、调配，基本省略成品输液分拣环节。随着输液量的上升，以病区为单位进行摆药任务繁重，差错率上升明显，工作效率低下，以药物品种为单位的调配模式兴起。在输液量相对不多的情况下，成品输液人工分拣模式能够节省大量成本且易于开展。近年来，随着国内静配中心的大力发展，输液总量越来越多，覆盖病区的范围也越来越广，人工分拣模式的弊端越来越明显。分拣作业所占用的人力资源、时间成本比重逐步上升，不利于患者合理用药和医院现代化建设存。随着物流技术的快速发展，参照国外静配中心经验，成品输液分拣环节开始引入智能化设备，有效地解决了人工模式带来的问题，也对静配中心的建设起了推动作用，提高了静配中心的工作效率和管理服务水平。

1. 成品输液分拣人工模式

人工模式是指成品输液分拣、打包过程完全由人操作，不借助任何机械化设备辅助的作业方式。人工模式具有初期投入成本低、易开展等优点，所以大多数医院静配中心成立初在业务量不大的情况下更愿意采用这种直接产生效益的方式。然而，随着输液总量越来越多，静配中心规模逐渐扩展，临床服务整体水平提高，这种方式呈现出很多的不足：单纯依靠人眼来识别标签信息继而完成输液分拣，处理过程中存在不确定性，准确性难以得到保证；分拣差错频发影响运送时间，及时性难以得到保证；为保证成品输液及时运送，高峰期时不得不加大人力投入，可能会造成人员冗余，人力成本增加，工作环境拥挤嘈杂，人员的情绪和熟练度都会对工作效率造成影响；人工模式下难以建立有效准确的信息记录，静配中心的自身管理水平得不到提升。这些弊病使静配中心无法满足现代化医院高效、高质量服务的要求。

2. 成品输液分拣智能化模式

国内大中型医院信息系统建设基本普及，基于医院信息系统系统下的静配中心条码技术运用成熟，目前已有医院将条形码升级成二维码，储存更多信息内容，进一步提升成品输液管理及临床服务水平。智能分拣是指在计算机控制下，借助条形码或二维码技术等传递和处理分拣信息，完成成品输液分拣作业的方式。目前国内医院基本依赖智能分拣系统实行成品输液的智能化分拣。

（1）成品输液智能分拣系统的组成。

智能分拣系统已在国内多家医院得到使用，这些医院依据静配中心的工作环节和要求设计符合自身特色的式样，但大概组成和原理基本相同。系统大概组成包括计算机、显示器、传送带、储存装置、扫描仪及拨料装置等。计算机用来装载分拣软件，控制分拣系统的运行及反馈分拣信息；传送带常见为单向和环形，用来传送输液到拨料位置；扫描仪用来识别输液标签条码或二维码信息并传递给计算机；拨料装置常见为水平推料结构和旋转拨料结构；储存装置用以存放已分拣完成的输液。智能分拣系统见图3-4-6。

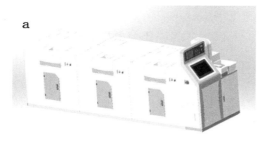
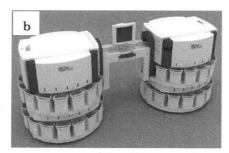

(a) 单向智能分拣系统   (b) 环形智能分拣系统

图3-4-6 智能分拣系统

（2）智能分拣系统工作流程。

通过计算机主机上的软件程序与医院信息系统、静配中心软件对接，获取相关输液医嘱信息，将调配完成的成品输液按照病区、批次分拣、计数，辅助成品输液复核工作。分拣时，分拣人员将成品输液标签正面朝上放置于传送带上；系统内部高清红外扫描仪可即时扫描读取输液袋标签上的条形码（二维码），获取输液袋医嘱信息，并即时与计算机主机事先获取的信息进行比对，从而完成成品复核确认。随后，输液袋送至设备对应的存储位置，成品输液落入其中，设备自动计数。分拣完毕后，系统可自动统计分拣信息（包括科室名称、批次、袋数等）。智能分拣系统工作流程见图3-4-7。

（3）智能分拣系统的功能。

① 自动获取输液信息。

智能分拣系统通过局域网对数据接口进行无缝链接，接受静配中心软件管理服

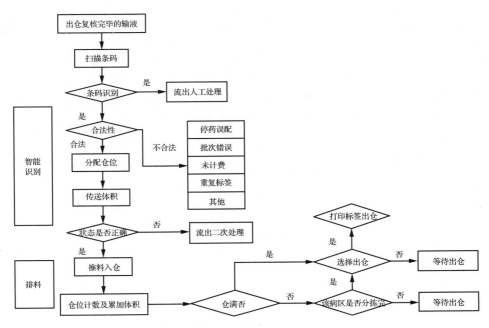

图 3-4-7　智能分拣系统工作流程图

务器数据，实时更新，保障智能分拣系统数据获取的自动化、数字化及实时性。

② 分拣批次选择。

依据工作情况，智能分拣可自主选择输液分拣的批次。批次选定情况下，系统只可分拣该批次成品输液，非当前批次和已分拣过的成品输液不能分拣入仓。批次错误提示见图 3-4-8。

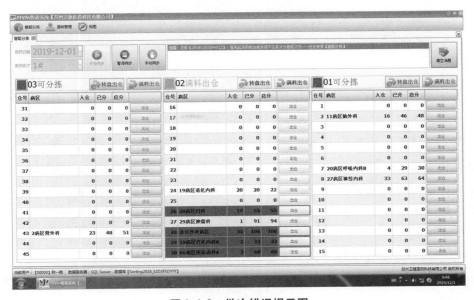

图 3-4-8　批次错误提示图

③ 成品输液分拣与异常输液排查。

输液混合调配结束后传出配置仓，由复核药师对其计费确认，再检查有无渗漏、结晶、混浊、颜色异常等。确认合格的输液，将其输液标签朝上，放到传送带起始处上机。当软袋成品输液随传送带运转至红外扫描头正下方时，红外扫描探头对软袋成品输液标签上的条码进行扫描识别，智能分拣系统软件读取输液袋条码代表的科室、批次等信息，迅速完成成品复核确认环节。同时，根据条码相关信息，系统随机分配该科室储存位置。当输液袋被传送至对应位置后，推料结构将其推入，完成软袋成品输液按科室分拣的环节（图3-4-9）。同时，异常输液信息显示出来，常见的异常输液（如未能计费、医嘱已停止、重复标签、日期错误、批次错误等）提示见图3-4-10。在完成输液快速准确分拣工作的同时排查出异常输液，及时采取解决相应措施，减少药品报损，避免输液下送延迟。

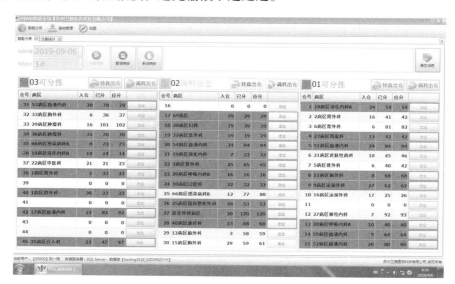

图 3-4-9　智能分拣系统界面图

④ 信息追溯管理。

每批次输液下送病区前安排专人核查输液总数，对未计费医嘱信息进行原因排查，防止应该正常调配的输液未及时完成而延迟患者用药，造成不合理用药现象，如输液标签丢失、输液批次药框放错等。在智能分拣系统分拣界面，可查询各病区分拣总体情况：已分拣输液、应分拣输液、手动分拣输液、未计费输液、细胞毒性药物、配送输液、营养液、其他、分拣总数等内容（图3-4-11），便于快速排查问题，加速输液下送。

⑤ 成品输液交接。

智能分拣系统可与打印机连接，将科室分拣信息按批次打印形成对应仓位病区信息、输液总数，便于数据统计。

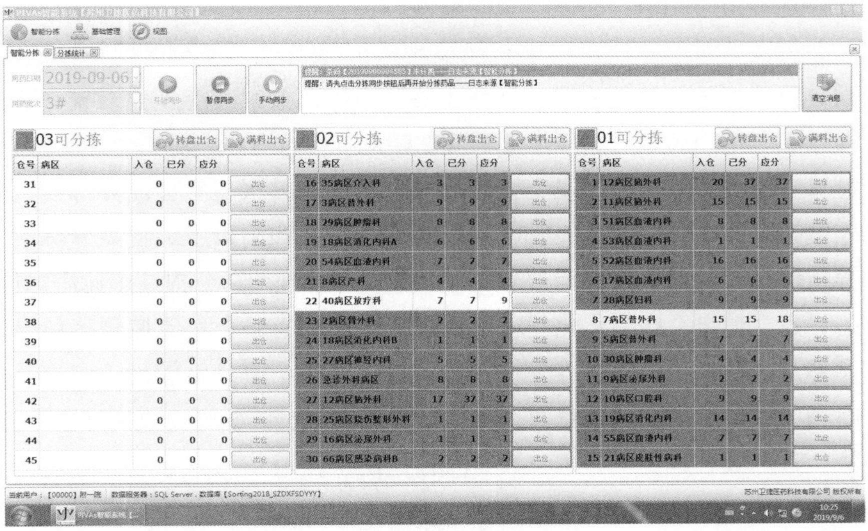

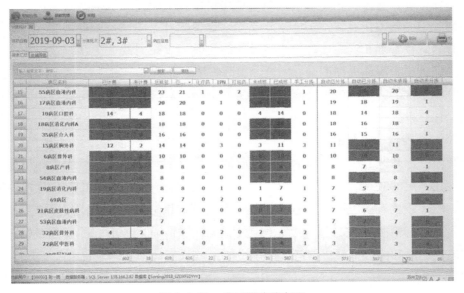

图 3-4-10 异常成品输液提示图

图 3-4-11 病区输液信息图

（4）智能分拣系统的优势。

第一，缓解人员压力，优化工作环境。传统的静配中心成品复核、分拣打包多采用科室成品药筐横铺摆放的形式，承担服务的调配科室越多，需要摆放的成品筐就越多，空间易杂乱无序，复核分拣人员来回走动，严重影响了静配中心工作区整体美观及秩序。智能分拣系统占地面积小，只需 1～2 名人员进行分拣工作，其他人完成其他工作后打包即可。分拣流程简单轻松，工作强度下降，环境安静有序。

第二，降低分拣差错，提高工作效率。传统的人工分拣纯粹通过肉眼识别医嘱标签信息，标签内容相似，在上千袋的输液分拣过程中，容易产生视觉疲劳，从而分错病区、批次；对上一序流程中未能发现的未计费类、停药误配类、批次错误、病区错误、重复标签等异常输液，只有在核对病区总数时才能排查发现，耽搁运送时间，导致患者用药延迟、病区投诉等。在输液分拣过程中，分拣人员为加快速度，将输液抛掷、随意抓取，容易发生输液漏液，造成药品报损。智能分拣模式下，分拣平均速度达 1 800～2 500 袋/小时，分拣准确度达 99% 以上。智能分拣系统可及时发现异常输液，及时处理，保证运送时间，促进合理用药，提高临床满意度。

第三，建立信息系统，优化管理。智能分拣系统能够全程监控分拣情况，建立分拣信息系统，使整个分拣过程变得有迹可循，优化中心日常管理。一方面，系统可以实时查看每个病区的分拣总况，包括已分拣输液、应分拣输液、细胞毒性药物、打包输液、营养液、其他、分拣总数等内容，便于核对；另一方面，可根据具体病区条件筛选某袋成品输液的调配时间、成品核对时间、分拣时间等，可迅速排查异常问题，缩短差错处理时间。

第四，提升管理水平，加速医院信息化建设。智能分拣系统的应用优化了静脉用药调配中心的工作流程，实现输液分拣全过程的可追溯性与可查询性，有利于静配中心信息化管理和智能信息化药学服务的建设。成品输液下送及时性得到进一步保证，促进患者用药更加准确、安全，提高临床服务水平。通过对静配中心的建设，智能分拣系统的应用逐步扩展至其他药房、部门，实现对药品全闭环管理，促进医院信息化建设。

（5）智能分拣系统的不足。

智能分拣系统的应用提高了静配中心的工作效率，减轻了人员的工作压力，但仍然存在一定的缺点。① 自动化不足，输液分拣时需要人员按照要求摆放输液位置，一袋一袋放入输送带。② 应用功能不足，分拣系统只承担了输液分拣工作，仍需要人工进行输液打包工作，成品输液复核无纠错溶媒功能等。③ 应用范围不足，目前市场上的智能分拣系统仅适用于规定量的软袋溶媒，对于大体积、瓶装溶媒不适用。

（6）智能分拣系统的常见异常问题及处理。

① 转盘安全门打开或箱号出错。

安全门打开或未关紧，系统提示报警。检查各安全门，确保安全门完全关闭；按下复位键，让系统重新启动。

② 拨料装置报警。

智能分拣系统拨料装置因某些原因导致异常，此时可按下系统急停按钮，打开拨料位置门，查看有无输液卡住，如有就拿出输液；将拨料装置调回原点；按下复位键与启动键，等待设备复位。

③ 转盘伺服、皮带伺服报警。

此时可按下急停按钮，切断相应电源，等待几秒后解除急停报警，按下复位键与启动键，等待设备复位。

（7）智能分拣系统使用注意事项。

第一，每批次排料结束后，仔细检查确认每个分拣单元是否有遗漏输液。确认无遗漏输液后方可进行下一批次的分拣工作，否则会导致输液混批、溢出甚至报损。

第二，分拣过程中未经允许不得打开分拣机仓门。

第三，使用过程中，遵守分拣系统的操作规程，避免不规范操作，导致分拣系统异常。

第四，熟悉分拣系统的异常问题处理，及时解决，保证运送时间。

第五，在日常使用中，分拣系统难免出现问题。要求建立相应备选方案来应对分拣系统无法运行的情况，保证工作正常进行。

（七）智能物流传输

目前国内常见的智能物流传输方式为气动物流传输和轨道式物流传输。智能物流传输的建立提高了输液的安全性和运送及时性，也避免了人力成本的浪费，促进了医院现代化形象的建立。气动物流传输和轨道式物流传输各有优缺点：气动物流传输造价相对便宜，但传输量小，传输效率低，系统的整体故障率较高，传输的稳定性和安全性不够，容易对标本和输血血液造成破坏；轨道式物流传输应用范围更广，物品安全性更高，但改装难度较大，成本更高。可根据实情选择适合医院实际的物流传输系统。

三、工作要点

（一）质控要点

根据《静脉用药集中调配质量管理规范》《静脉用药调配中心建设与管理指南》的要求，严格规范静脉用药集中调配各环节操作流程和操作规程，以保证成品输液质量及保障患者合理用药。

1. 调配操作人员资质

（1）负责静脉用药医嘱或处方适宜性审核的人员，应当具有药学专业本科及以上学历、药师及以上药学专业技术职务任职资格，具有 3 年以上静脉用药集中调配工作经验，接受过处方审核岗位专业知识培训并考核合格。

（2）负责摆药贴签、加药混合调配人员，应当具有药士以上专业技术职务任职资格；负责成品输液核对的人员，应当具有药师以上专业技术职务任职资格。

（3）从事静脉用药集中调配工作的药学或护理专业技术人员，应当接受岗位专业知识与岗位职责、调配操作流程与操作规程、应急处理、相关规章制度等内容培训，经考核合格后上岗，并定期接受药学专业继续教育。

（4）与静脉用药调配工作相关的人员，每年至少进行一次健康检查，建立健康档案。患有传染病或者其他可能污染药品的疾病，或患有精神病等其他不宜从事药品调配工作的，应当调离工作岗位。

2．人员培训与考核

（1）定期对各层级人员进行培训与考核，培训与考核内容包括岗位职责、设备操作和继续教育。对培训内容和考核结果均应做好记录。

（2）编写岗位培训教材，定期更新。

3．批次排布

（1）按照用药频率、药品特性、用药顺序合理安排混合调配批次。

（2）遇到疑似重复用药，及时与医师或护士沟通解决。

4．印签摆药

（1）输液标签基本信息应与药师审核确认的用药医嘱信息相一致，有纸质或电子备份，并保存 1 年备查。

（2）对临床用药有特殊交代或注意事项的，应在输液标签上做提示性注解或标识，如须做过敏性试验药品、高警示药品，在输注时方可加入的药品，对成品输液的滴速、避光、冷藏有特殊要求或须用药监护的药品等。

（3）实行双人摆药贴签核对制度，共同对摆药贴签负责。

（4）摆药贴签核对时，操作人员应仔细阅读、核查输液标签是否准确、完整，如有错误或不全，应告知审核药师校对纠正。

（5）摆药贴签核对时，操作人员应核查药品名称、规格、剂量等是否与标签内容一致，同时应检查药品质量，包括包装有无破损及药品是否在有效期内等。

5．混合调配

混合调配是静脉用药集中调配工作模式的核心步骤，对其操作流程、无菌技术的严格把握是成品输液质量的最有力保障。

操作前质控要点：

（1）七步洗手法要求。

内：洗手掌。流水湿润双手，涂抹洗手液（或肥皂），掌心相对，手指并拢相互揉搓。

外：洗背侧指缝。手心对手背沿指缝相互揉搓，双手交换进行。

夹：洗掌侧指缝。掌心相对，双手交叉沿指缝相互揉搓。

弓：洗指背。弯曲各手指关节，半握拳，把指背放在另一手掌心旋转揉搓，双手交换进行。

大：洗拇指。一手握另一手大拇指旋转揉搓，双手交换进行。

立：洗指尖。弯曲各手指关节，把指尖合拢在另一手掌心旋转揉搓，双手交换进行。

腕：洗手腕手臂。揉搓手腕、手臂，双手交换进行。

（2）正确穿戴隔离衣服、口罩及仓内专用拖鞋。不得化妆，取下佩戴的手表、耳环、戒指、手镯等装饰品及手机；一次更衣室脱下专用工作鞋，换上洁净区用鞋，按七步洗手法洗手清洁；二次更衣室戴一次性口罩与帽子，穿洁净隔离服，戴无粉灭菌乳胶手套；穿戴规范，无头发外露，皮肤应尽量少暴露；用手肘部推开门进入调配操作间，禁止用手开门。

（3）按要求戴手套，包裹隔离服袖口。按照 PE 手套—纱布手套—橡胶手套的顺序逐层佩戴，最后一层手套必须包裹隔离服袖口。若调配细胞毒性药品，必要时佩戴双层橡胶手套。

操作流程质控要点：

（1）操作台启动：调配操作前 30 分钟，按操作规程启动调配操作间净化系统及水平层流洁净台/生物安全柜，并确认其处于正常工作状态。

（2）物品准备：砂轮、乙醇、签字笔、20 mL 针筒、毛巾等。

（3）操作台区域物品摆放要求：水平层流洁净台大件物品放置相距不小于 15 cm，小件物品相距不少于 5 cm，距离台面边缘不少于 15 cm，物品摆放不得阻挡洁净层流，距离层流洁净台后壁不少于 8 cm；生物安全柜内所有操作，应在离工作台外沿 20 cm，内沿 8~10 cm 并离台面 10~15 cm 区域内进行。药品或物品不得阻挡生物安全柜散流孔，操作前将防护玻璃下拉至指定位置。

（4）核对：操作人员应按输液标签，核对药品名称、规格、数量、有效期和药品外观完好性等，无误后进行加药混合调配。

（5）针筒检查：效期、有无异物、密封性。

（6）无菌操作手法。

（7）安瓿瓶与西林瓶、难溶性药物、易起泡药物等调配要求：调配注射液，应在洁净工作台侧壁打开安瓿，避免朝向人或高效过滤器方向，以防药液喷溅到人或高效过滤器上，用注射器抽取所需药液量，注入基础输液袋/瓶内轻轻摇匀；调配粉针剂，用注射器抽取适量溶媒注入西林瓶内，轻轻摇动或置于振荡器上助溶，待完全溶解后，抽出所需药液量，注入基础输液袋/瓶内轻轻摇匀。

（8）药品残留量要求：输液调配结束后注意检查药品残留量，尽可能抽取干净，符合药品相应规定。

（9）TPN 调配顺序要求：磷与钙、钙与镁不可加入同一载体中，避免生成沉淀；葡萄糖注射液不宜直接与脂肪乳剂混合，以免影响其稳定性；电解质不能直接加于脂肪乳中，以免破坏乳滴稳定性，导致破乳；多种微量元素注射液与甘油磷酸钠注射液，应分开加入，勿共用同一支针筒，避免局部浓度过高发生变色反应等。

（10）细胞毒性药品调配要求：按照无菌要求严格操作，严格执行负压无菌技术；调配完成后，将注射器与针头分离，废针头放入利器盒中，其他废物按照《医疗废物管理条例》有关规定处置；每组混合调配操作完成后，再次按照输液标签，核对药品名称、规格、用量等，准确无误后，操作人员和核对人员双签名或盖章，用专用密封袋单独包装密封。

（11）操作台清场消毒：每完成一组（批）混合调配操作后，应立即清场，用蘸有75%乙醇的无纺布（或抹布）擦拭台面，不得留有与下一批调配无关的药品、余液、用过的注射器和其他物品。

操作后质控要点：

（1）操作台清场顺序、要求：调配操作结束后，应立即清场，整理水平层流洁净台、生物安全柜，清除遗留物及废弃物。用适宜的清洁剂擦拭照明灯开关、工作台顶部，然后再从上到下清洁台面的两壁，最后清洁工作台面，用水擦洗至无泡沫。

（2）日常清洁：工作台四周、座椅、所有的不锈钢设备，传递窗的顶部、两壁、台面，门框、门把手，废弃物桶，地面、回风口等。

（3）清场记录按时填写：按照要求及时填写个人清场记录，不得代填或遗漏。

（4）按照质控指标要求，每年定期安排专人对所有调配人员进行无菌调配操作考核，进行评分。根据考核结果反馈问题，必要时进行再培训。

5. 成品输液核对

一袋成品输液从摆药贴签到成品需经过摆药核对、贴签核对、调配核对和成品输液核对这四次核对，其中成品输液核对是对完整输液最为直接全面的检查，是整个流程中最为重要的环节。

成品输液质量应遵循药物安全、无菌、稳定的原则，包括外观完整、无泄漏、标签记录完整、药物成分和含量与标签符合。

（1）外观：无浑浊、变色、异物、沉淀或结晶等外观变化。

（2）输液袋：成品输液包装容器应无渗漏，加药口位置完整。

（3）标签：成品输液标签完整、准确，内容无缺失、模糊，表面无涂改或乱写。

（4）标签信息：药品与标签信息一致；非整支用量打钩。

（5）残留量符合检查：取 1 mL 针筒，抽取空瓶残留的药液，每袋成品输液的空瓶残留平均量不超过5%（粉针以 5 mL 溶化药品，粉针应完全溶解，不得有残留挂壁），10 mL 以上的注射液残留不得超过3%。

（6）各岗位操作人员签名是否齐全，确认无误后核对者应当签名或盖章。

6. 成品输液打包

（1）将合格的成品输液按病区、批次、药品类别进行分类包装。遮光药品应进行遮光处理，外包装上应当有醒目标识；危害药品不得与其他成品输液混合包装；肠外营养液应单独包装。

（2）核对各病区、批次和成品输液数量，确认无误后，将包装好的成品输液按病区放置于转运箱内，上锁或加封条，填写成品输液发送信息并签名。

7. 成品输液运送

（1）发放成品输液药学人员应与运送工勤人员交接运送任务，按规定时间准时送至各病区。

（2）成品输液送至各病区后，运送工勤人员与药疗护士当面交接成品输液，共同清点数目，双方签名并记录。

（3）运送工勤人员返回后，应将运送过程中发生的问题及时向发药人员反馈并做好记录。

（4）运送工作结束后，清点转运工具，清洁、消毒成品输液转运箱和转运车。

8. 洁净环境

静脉用药集中调配场所房屋、设施和布局均应符合《静脉用药集中调配质量管理规范》规定。

（1）洁净区应当设有温度、湿度、气压等监测设备和通风换气设施，保持静脉用药调配室温度 18～26 ℃，相对湿度 40%～65%，保持一定量新风的送入。

（2）洁净区的洁净标准应当符合国家相关规定，具体要求见表 3-4-2，经法定检测部门检测合格后方可投入使用。

表 3-4-2 静脉用药调配中心洁净区要求

检测项目	功能区域					
	一更、洗衣洁具间		二更、调配间		操作台	
洁净级别	十万级		万级		百级	
尘埃粒子	≥0.5 μm	≥5 μm	≥0.5 μm	≥5 μm	≥0.5 μm	≥5 μm
	≤350万个/m³	≤2 万个/m³	≤35 万个/m³	≤2 000个/m³	≤3 500个/m³	0
沉降菌检测	≤10/皿		≤3/皿		≤1/皿	
换气次数	≥15 次/h		≥25 次/h			

（3）静压差：电解质类等普通输液与肠外营养液洁净区各房间压差梯度为非洁净控制区＜一次更衣室＜二次更衣室＜调配操作间；相邻洁净区域压差 5～10 Pa；一次更衣室与非洁净控制区之间压差≥10 Pa；抗生素及危害药品洁净区各房间压差梯度为非洁净控制区＜一次更衣室＜二次更衣室＞抗生素及危害药品调配操作间；相邻洁净区域压差 5～10 Pa；一次更衣室与非洁净控制区之间压差≥10 Pa；调配操作间与非洁净控制区之间压差≥10 Pa。

（4）净化系统维护：新风过滤网、初效过滤器每周专人清洗 1 次，若发现污染或堵塞及时更换；中效过滤器每 3～6 个月更换 1 次，高效过滤器每 2～3 年更换 1 次。

（5）对洁净区每月进行 1 次沉降菌检测，每季度进行 1 次浮游菌、悬浮粒子检测，每年进行 1 次综合检测，均应详细记录并存档。

（6）每日工作结束后，应对生物安全柜及水平层流台按照"由上向下，由内向外"的顺序清洗，先用蒸馏水擦拭清洁后，再用 75% 乙醇消毒，最后用紫外线消毒半小时以上，并记录于清场登记本。每年应对净化台的风速、风量、噪声、照明、微粒等各项参数进行检测及维护，并保存检测报告。

（7）每周一对洁净区域墙壁、地面、净化台、桌椅、小车等进行一次彻底的清洁、消毒。

（8）非洁净区域控制外来人员进入。外来人员进入应穿戴帽子、鞋套等，并登记。

（二）注意事项

1. 排批次

（1）依据用药频率、用药顺序、药品稳定性等合理安排调配批次。

（2）各批次保证输液体积，宁多勿少，以免用药中断。

2. 摆药贴签

（1）根据自动摆药机提示取出药品，仔细核查药品，以免指示灯错误或药品归放错误。

（2）按照贴签软件药品顺序进行贴签，完成后点击确认，以免遗漏。

（3）摆药贴签严格执行查对制度，不得因他人已核对而存在侥幸心理疏忽核对。

（4）标签不得覆盖基础输液药品名称、规格、批号和有效期等信息，以便核对。

（5）按规定做好破损药品的登记、报损工作。

3. 混合调配

（1）不得进行交叉调配操作，即不得在同一操作台面上同时进行两组或两组以上药品的混合调配操作。

（2）严格执行无菌操作规程，按照规范要求洗手，无菌手套不能代替洗手过程。

（3）严格按照无菌要求进行操作，及时更换针筒，清场。

（4）若有两种以上粉针剂或注射液须加入同一输液时，应当严格按药品说明书要求和药品性质顺序加入；对肠外营养液、高警示药品和某些特殊药品的调配，应按照规定加药顺序调配操作。

（5）操作台中物品摆放应规范、合理，避免跨越无菌区域。

（6）调配过程中，输液出现异常或对药品配伍、操作程序有疑点时应当停止调配，报告当班负责药师查明原因，或与处方医师协商调整用药医嘱；发生调配错误应当及时纠正，重新调配并记录。

（7）使用自动化设备调配静脉输液时应及时做好清洁保养工作。

（8）调配操作及清洁、消毒过程，应防止任何药液溅入高效过滤器，以免损坏器件或引起微生物滋生。

（9）细胞毒性药品混合调配严格按照负压无菌技术调配，加强技能培训，降低对工作人员的暴露危险性。

（10）细胞毒性药物溢出处理培训到位。

4．成品输液复核

（1）检查输液是否已计费、是否停药物等情况，及时确认，以便处理。

（2）检查成品输液袋/瓶外观是否整洁，轻轻挤压，观察输液袋有无渗漏破损，尤其是加药及接缝处。

（3）检查抽取药液量准确性和西林瓶与安瓿药液残留量，核对非整支/瓶药品的用量与标签是否相符。

（4）肠外静脉营养液应按标签内容从上向下逐一核对空瓶，如有胰岛素应检查是否有调配人员的双人签字，检查袋子是否闭合完全。

（5）核对过程中发现差错及时做好记录，以便对差错内容进行分析总结，并持续改进。

（6）严格执行"四查十对"，核查成品输液质量情况，标签是否完整，签字是否有遗漏等。

（7）检查核对完成后，废弃物按规定分类处理。

5．退药

（1）将退药按品种归类，关注相似、一品多规药品。

（2）根据退药系统提示归还药品，确认药物品种、数量。

（三）常见问题

国内引进静脉用药调配中心始于与外资输液公司百特公司的合作，其概念和流程设计都来自美国和澳大利亚，直接复制了外国模型建设。在推广初期，百特所合作的都是比较小型的医院，输液数量要求不大，流程设计基本满足小型医院要求。但随着推广的扩大和国内输液厂家的跟进，医院规模越来越大，原本流程设计的固有问题就暴露了出来，因为国内外相同床位但输液数量相差可达4倍以上，原来的流程不支持中国大量的输液数量。于是，国内一些医院利用智能化软硬件不断优化流程设计，逐步本土化，形成适合国内静脉用药调配中心的独特流程。但目前静脉用药调配中心仍然存在不少问题，需要不断地建设和探索。

（1）不合理医嘱的根本原因在于医师不熟悉药品的用法用量及药品与溶媒相容性问题。审方药师通过审方系统能杜绝大多数的不合理医嘱，但审方系统维护基本靠人工输入。药物品种和说明书更新导致审方系统维护不及时，出现不合理医嘱调配下送现象。并且医师对不合理医嘱重视程度不够，同样的不合理医嘱反馈到临床科室后仍然会大量出现。

（2）静脉用药调配中心基本汇集了全院的静脉用药品，存在众多的相似、一品多规药品，短期的高压力工作容易导致摆药错误。特别是新员工，由于培训不到位，差错率较高。

（3）智能化系统的应用有效地降低了差错率，但现有系统设计存在一定的不足，过于相信系统而忽略人工的核查。

（4）智能摆药机系统指示灯错误或该药篮中药品错误，摆药人员核查不仔细或忽略核查。

（5）静配中心软件系统培训不到位，工作人员熟练度不足，导致系统故障或问题处理不达标。

（6）静脉药物集中调配工作模式强度高、环节多，且静脉用药物包装基本以玻璃包装为主，药品打碎、成品输液扎漏等报损原因事件较多。

（7）为缓解高峰期的调配工作压力，引入护士帮班制度，但护士流动性大，不易管理和培训，故发生差错事件较多。

（8）医嘱的录入、传递、审核、计费，标签的打印，完全依赖信息系统。系统问题可使成品输液运送不及时或药品浪费，严重时工作完全瘫痪。合理、实用、稳定的信息系统可以减少工作量，减少差错发生。

（9）静脉用药集中调配工作模式环节繁杂，且配好的药物到达病房后不可能马上用到患者身上，这必然导致成品输液存放时间较长，因此只能选择在输液中稳定性好的药物，然而许多药物都没有资料表明其调配后的稳定性。

（10）病区咨询电话较多，要安排专人负责处理电话事务；不合理医嘱反馈时经常不能及时联系管床医生，导致医嘱修改不及时，患者治疗可能延误，耽搁病情。

第五节　手术室药房药品调配

手术室是医院的重要部门之一，承担着各临床科室手术相关的各项工作。近年来，随着手术量的增加，手术室药品使用量也不断增长。手术室同时也是医院麻醉药品用量最大的科室，对手术室的药品进行严格、规范的管理是医院药事管理的重要内容。传统医院手术室药品管理工作通常由护士承担，负责相关药品的申领、保管和发放，麻醉医师在手术前预估手术相关药品的数量，从专管护士处申领，手术结束后交回剩余药品、空安瓿和处方，基本以人工操作为主，工作效率低下，存在较大的安全隐患和管理风险。麻醉科作为医院使用特殊管理药品最频繁的科室之一，传统手术室麻醉药品管理方式缺乏监管，存在药品漏记、错记现象，导致药品账物不符，空安瓿回收数量与实际使用情况不符；另外，传统模式下药品流通、养护缺乏专业监管，容易发生药品不良事件，给医疗质量造成极大隐患。也有医院采用药箱管理的工作模式，但也存在一些问题，如：麻醉师需要花费大量的时间和精力管理药箱；药箱内容易出现近效期或过期药品；经常有代领药箱、不及时归还药箱的现象发生；药箱领用、归还缺少追踪记录；药品账物管理难度大。另外，由于没有配套的信息化管理软件，大量数据需要人工书写或人工录入，容易导致信息错误；药箱领用以手术间为单位，未责任到人，容易出现使用数量与医嘱不一致的情况，导致药箱中药品数量账物不符而无从查询。

因此，建立智慧化手术室药房，规范手术室药品管理，已成为医院药事管理的必然趋势。《麻醉药品和精神药品管理条例》强调要加强麻醉药品和精神药品的管理，保证麻醉药品和精神药品的合法、安全、合理使用，防止这些药品流入非法渠道。智慧化手术室药房的建立不仅保证了手术药品的及时供应，还对麻醉药品的规范化管理发挥了重要作用。药师参与手术室药品的使用与管理，弥补了手术室药品在流通、使用、管理等环节上的不足，实现麻醉药品的"五专"管理，提高了用药的安全性，减少了药品相关的差错事故，在提高麻醉医生工作效率的同时，也体现了药师的专业技术价值。

一、智慧化工作模式介绍

为规范手术室药品管理，提高手术患者的用药安全性、有效性与便捷性，使手术室药品管理及使用更加规范化、制度化，国内大型三级医院已陆续建立了独立的手术室药房。为解决传统手术室药品管理中存在的问题，创建的基于物联网技术的智慧化手术室药房，以先进的信息化手段为支撑，依托自动化设备的使用，全面推动了手术室药品的安全合理使用，并实现了药品使用全过程的质量跟踪。

基于物联网技术的智能化管理系统主要由相关的硬件设备及配套的应用软件组成，硬件设备主要有药箱存取柜、药品储存柜、麻醉药品储存柜、冰箱、基数药箱、冰箱盒等；相配套的管理软件的主要功能模块包括药品信息维护、库存补货、药箱补药、药箱存取及查询统计等。

智慧化手术室药房设置独立的药品二级库，手术室药房药品调配间、麻醉药品库设立在手术室限制区，二级库房设立在非限制区。麻醉师和药师工作区域划分明确，业务操作互不影响，实现从药品申领、配送、补药、用药到数据记录全程信息化管理，信息流和药品物流管理清晰。手术室药房配备常规手麻药箱及若干种特殊用途的手麻药箱，麻醉师根据手术需要凭工号或指纹从电子药柜领取药箱，实行人箱绑定，药品管理责任到人，药箱领用、归还药箱、使用药品的信息都由计算机同步记录，药师能全面掌控药箱的流向。同时，利用信息系统可关注二级库及每个手麻药箱中药品的数量、批号，监控药品在手麻箱中的数量、批号及某个批号之内所有药品的流向，实现实时库存管理及全程药品批号、效期跟踪。

手术药品管理系统与医院信息系统的无缝连接，实现了药品批号、效期及数量的自动导入，实现了麻醉药品的信息化管理。麻醉师开具电子处方，患者信息、药品批号等信息自动导入并打印在处方上。利用手术区域的专用药房，配套专业的智能化设备、信息化系统及专职药师，制定和完善标准操作流程和工作制度。

二、工作流程

手术室药房根据实际工作需要，通常配备药师和护士若干人。药师主要负责二级库药品基数的管理，以及药品申领、验收入库、养护、发放、回收等工作，护士主要负责麻醉中所需耗材、仪器及麻醉收费等。手术室药房工作流程：手术室药房向药库申领基数药品→药师按临床需求制作药箱→麻醉医师依据手术需要至手术室药房领取所需药箱→使用后将处方、收费明细单及空安瓿放入药箱→护士根据收费明细单记账→麻醉医师还箱至药品套餐柜→药师核对记账信息与药箱实际使用情况、处方、空安瓿的数量和种类一致后进行补药→结束后放至套餐柜中以备下次取用。药品管理柜统计当日药品消耗，生成补药单，药师依此向病区药房申领补充基数。基于物联网技术的智能化手术室药房的工作流程见图3-5-1。

（一）药箱领用

麻醉师工作区负责申领手术麻醉箱和归还手术麻醉箱，不涉及麻醉箱内的药品补充，补充药品的工作由专职药师完成。系统通过工号或指纹识别自动推送手术药品箱让麻醉师领取，药箱遵循"先还先出"的原则，并且绑定麻醉师，从而实现麻醉师与手术麻醉箱绑定，责任到人。麻醉师领用药箱时应核对箱内麻醉药品，在麻药品领用确认单上签字确认，进入医院信息系统录入箱号，录入消耗药品计费，核对剩余麻醉药品、麻醉药品空安瓿，打印麻醉处方，填写麻醉药品领用确认单，归还手术药品箱时可扫描手术药品箱上的条码，系统自动弹出领取该箱子时的存储货位，确保原出原进。

（二）药箱药品补充

药师工作区设置药品二级库管理柜、智能麻醉药品管理机，由药师负责手麻箱的补药工作。在麻醉师归还药箱后，系统会自动提示已使用的手术药品箱并在自动

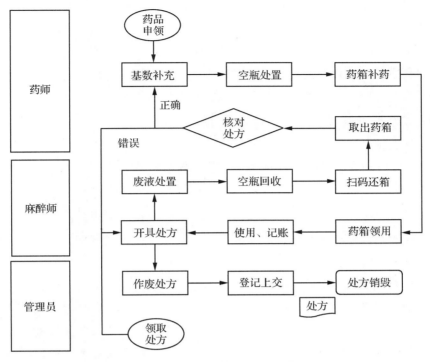

图 3-5-1 手术室药房工作流程图

化密集储存柜上亮灯提示，药师利用管理软件摆药，补药，汇总所有借出的药箱及麻醉药品，通过麻醉机将信息流导入药箱，打印麻药品领用确认单，双人核对，补足药箱基数。审核药品与计费是否相符，麻醉处方合格性，空安瓿数量，麻醉药品领用确认单，麻醉药品批号、数量。如果手麻箱中的批号与二级库不同，系统会自动提示，药师在近效期药品上做好标识，以便于麻醉师近期先用。补充药箱时使用乙醚消毒药箱内部和冰箱盒，工作结束使用含氯消毒液擦拭工作台面、药箱外部。药箱补充结束确认上架，药箱状态由下架转为上架，供麻醉师领用。

（三）二级库申领药品

药师根据药品的消耗，定期向一级库申领药品，二级库自动生成向一级库的申领单，提交申领单，完成向一级库的药品申领工作。二级库入库时，如果发现一级库所发药品与二级库药品批号不同，系统自动提示，药师分开存放。当手麻箱从二级库补药时，系统自动提示不同效期药品，严格执行"先进先出"规则。

三、工作要点

（一）质控要点

（1）手术室药房应当设立专库或者专柜储存麻醉药品和第一类精神药品。专库应当设有防盗设施并安装报警装置，专柜应当使用保险柜。专库和专柜应当实行双人双锁管理。

（2）做好药品账物相符管理工作，定期进行药品盘点。实施库存药品的批号、效期信息化管理，近效期药品有预警机制。

（3）做好麻醉药品专用处方管理，处方有编号，使用有记录。

（4）空瓶回收数量应与实际使用量相符，如有不符，应及时联系相关医生查找原因，并说明情况。

（5）使用后剩余的麻醉药品废弃液处置有监督管理措施。

（二）注意事项

（1）手术室药房作为独立的二级库管理部门，应控制适当药品的周转天数。麻醉药品应设置最高库存量，药品单独申领，二级库管理员亲自押运，双人复核，实施麻醉药品的无缝转运，确保麻醉药品的安全运送。

（2）麻醉处方由专人负责管理，做好台账，定期向院医务处领用，记录处方编号。麻醉师领用麻醉处方，应签名登记，并记录所领用的处方号码，开具处方时录入处方号码。如有作废处方，放入药箱，登记作废，定期交回医务处销毁；如有遗失，麻醉师须书写情况说明，由麻醉科主任签字，保存记录备查。在领用处方号中记录消耗，麻醉师在下次领用麻醉处方时核对多余处方。

（3）在麻醉药品的使用过程中，如有剩余药液，应在监控下双人复核处置，开具处方时在"余液弃去"标识框内打钩，双人复核签字。

（4）麻醉药品空瓶回收。在药箱中放置空瓶回收盒，麻醉师抽取麻醉药品后将麻醉药品空瓶放入回收盒内，核对空瓶数量，在麻醉药品交接记录单上填写空瓶数量，签字确认后，放入药箱并归还至药箱存取柜。药师补充药箱内药品时，应核对空瓶数量无误后，粉碎销毁，做好空瓶回收与销毁记录。

（5）分别对药箱数量、类别及药箱的药品种类进行维护，根据手术室麻醉需要建立不同药品、数量的药箱，供麻醉师按需领用。手术室药房药箱的类型和药品设置由麻醉科和药学部共同制定，在日常工作中通过调整药箱类别数量及单个药品标准库存，使药箱的配置更合理，满足临床需求。

（6）手术室药房保存冷藏药品的冰箱加入药学部温湿度网络，全天候监控，手术室各个手术间配备冷藏冰箱，以保证需冷藏麻醉药品在符合要求的环境下储存。

（7）每月一次对手术室药房药品进行有效期检查，每月一次对手术室各个手术间进行药品检查，清理剩余药品，每月向药学部近期药品管理小组上报近期药品检查情况，对近效期药品进行公示，并做好台账记录。

（8）在药品间醒目位置张贴抢救车手术室分布图，便于抢救病人时及时取得抢救药品。药品管理等级标示：麻醉药品、精神药品、高警示药品以及普通药品；标明药箱内药品品种、规格和基数；备好麻醉师预抽药品的注射器标签。

（9）为了保证突发病人抢救药品供应，在手术室设置多个抢救药盒和抢救柜，均匀分布于手术区，麻醉师也可领用多个药箱用于抢救。

（10）每日定时重启计算机，释放计算机缓存，停电故障恢复后，设置批处理程序自动登录应用程序。

四、案例分析

手术室药房麻醉药品残余液管理的持续改进

手术中产生麻醉药品、第一类精神药品余液，应由医师、药师或护士在视频监控下双人进行处置，倒入下水道或黄色垃圾袋内。在开具麻醉药品处方时注明使用量，手术结束后在废液登记本上做好记录，相关监控视频保存期限原则上不少于180天。原有模式中，对麻醉药品残余药液的处置登记，是手术结束后在废液登记本上手工记录，经常出现漏记或登记不全的情况，有的索性使用全支，没有余液，这表明麻醉师对残余液处置的重要性认识不够，执行力不强。为了加强对麻醉药品的管理，特别是对麻醉药品残余液的监管，医院制定有《手术室药房特殊药品残余液管理制度》，同时结合医院的实际情况，利用现有麻醉处方电子化开具的条件，在处方上设置"余液弃去"勾选框，如有余液产生，则在"余液弃去"勾选框中打钩，在开具麻醉处方时注明使用量，处方由执行人和复核人双人签字，麻精药品的剩余药液处置严格执行全程双人操作双人签字制度，操作与核对双人双签，依照每日手术排班表名单，核对人第一人为麻醉助手，如无，则由巡回护士担任，以此类推，不得长期固定一人核对签字。计算机自动记录，通过软件可查询麻精药品残余药液的处置信息（图3-5-2）。

日期	病人ID	姓名	床号	药品名称	规格	批号	使用剂量	数量（支）	残余液量
2021/3/26 10:30:00	6343265		14	舒芬太尼注射液50ug	50ug	01A10101 00A11201	120ug	3	30ug
2021/3/26 10:30:00	6343265		14	舒芬太尼注射液50ug	50ug	01A10101 00A11201	40ug	1	10ug
2021/3/26 10:50:00	6344253		38	舒芬太尼注射液50ug	50ug	01A10101	30ug	1	20ug
2021/3/26 11:00:00	6344047		18	舒芬太尼注射液50ug	50ug		20ug	1	30ug
2021/3/26 11:01:00	6344299		32	舒芬太尼注射液50ug	50ug	01A10101 00A11201	30ug	1	20ug
2021/3/26 11:15:00	6343656		44	舒芬太尼注射液50ug	50ug	01A10101	20ug	1	30ug

您现在的位置：其它查询 >> 残余液查询
时间区间：2021-03-08 至 2021-04-08

图 3-5-2 麻精药品残余液管理界面

第六节 病区智能药柜的应用

在我国，住院患者用药的调配普遍采用中心药房集中调配的模式，医师开具医嘱后先由药师进行前置审核，合格的医嘱由中心药房通过医院信息系统生成摆药单，药师按病区分别调配药品后配送至病区，护士执行医嘱前根据药物治疗单进行二次摆药。这种传统的集中调配模式的特点是药房摆药、送药耗时多，导致病区等候药品时间较长，往往会推迟医嘱执行时间，易造成患者用药不及时的现象。为保证用药及时性，各病区常常会储备一定数量的常用药品及急救药品作为基数药品供临床使用，尤其是重症病房，患者病情复杂多变，对用药的及时性、安全性、有效性有着更高的要求，因此备药的品种和数量较多，尽管如此，也无法完全满足临床的用药需求。同时，病区备药的品种和数量越多，药品的管理难度就越大，除了耗费护士的时间外，药品的批号、效期管理及储存条件等也很难达到理想的效果。如果病区在使用备药时未严格遵循"先进先出、近期先用"的原则，则往往会发生使用过期药品的现象，为临床用药带来极大的安全隐患。

除了病区长期医嘱的药品调配外，药房由于需要处理各病区的临时用药医嘱，对整个药房的药品调配工作的延续性会产生较大影响，甚至在有些紧急情况下病区会临时借药，借条多为人工书写，无论是调配还是核对都容易发生差错，追踪还药既增加工作量又易与临床产生矛盾。为了提高药品调配工作效率，减少调配差错，部分医院陆续引进自动化摆药机和智能药柜等设备，并二次开发与工作相适应的智能摆药软件系统，建立新的智能化摆药工作模式，对推动医院药房的信息化、自动化建设发挥了重要作用。

近年来，为规范病区药品的管理，保证住院患者用药的安全性和及时性，我国部分大型三级医院陆续引进自动化智能药柜（Automated Dispensing Cabinet，ADC），将自动化智能药柜软件系统与医院信息系统对接，实现对药品的信息化和精细化管理，并优化病区药品的摆药工作流程，不断推进医院药品管理和调配使用的智慧化建设。早在 20 世纪 80 年代，美国率先将智能药柜引入医疗机构，建立分布式调配模式，即由病区护士将用药医嘱提交药师审核后，再返回到各病区的卫星药房进行调配，经过几十年的发展，分布式调配模式已成为集中式调配模式的有益补充，在药品调配过程中扮演着重要角色。而智能药柜作为分布式调配的重要组成部分，实现了药品的精细化管理，便于药品储存和用药信息追踪，在药房自动化建设过程中起着重要的推动作用，也为我国医院探索住院患者用药调配模式及中心药房的自动化建设提供了参考。

一、智慧化工作模式介绍

病区智能药柜通常由主机和控制台组成，主要用于基础信息维护、参数设置及药品补充、取用、退药、盘点等操作，病区智能药柜可存放针剂、片剂、盒装药品、冷藏药品等不同类型的药品。如果冷藏药品较多的话，可以搭载系统外挂冰箱，并通过操作系统自动控制冰箱锁的开启，同时，对冰箱温湿度进行 24 小时自动监控，一旦超出设定范围则自动报警提示。智能药柜操作方便快捷，药师或护士可通过账号、指纹或者人脸识别等方式快速登录操作系统进行取药、补药等操作。系统客户端主要包括病区护士端和药房药师端，药师可在药房药师端查询、生成各类清单，导入、导出相关药品信息，实现药品远程信息化管理，定期集中给药柜补充药品。

二、工作流程

智能药柜主要用于满足各病区常用药品的快速取药需求。医生开具医嘱后经护士确认生成医嘱，审方药师通过前置审方系统对接收的医嘱进行用药合理性审核，如有不合格医嘱，则退回病区，通知医生修改后重新提交，重新审核；审核通过的医嘱，涉及智能药柜内的药品医嘱信息自动传送至智能药柜操作系统，护士登录系统后，选择相应的医嘱信息，核对确认后取药，相应药品的柜门或抽屉自动弹开，对应药品的货位指示灯闪烁，护士按照指示灯指示位置取药，部分药品也可以由智能药柜自动发药；其他药品信息则自动分流至中心药房，药师集中调配后将药品配送至病区。护士取药通常包括常规取药和应急取药两种情况。智能药柜工作流程见图 3-6-1。

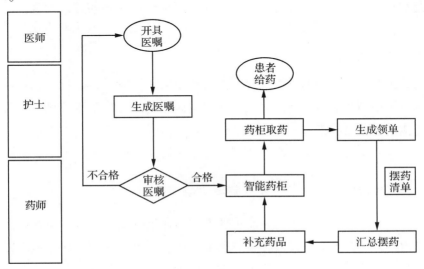

图 3-6-1 智能药柜工作流程

（一）常规取药

护士常规取药的流程：医生开具医嘱→护士确认生成医嘱→自动化智能药柜接收医嘱信息→护士登录界面→根据显示屏提示取药（选择患者、医嘱及药品信息）→打开抽屉取药→打印取药单核对药品信息→取药确认→关闭抽屉。

（二）应急取药

护士应急取药的流程：登录界面→选择须取药患者→录入须取药名称及数量→确认后取出药品→打印应急取药单→医生补开医嘱→护士确认生成医嘱→自动化智能药柜接收医嘱信息→药柜自动核销，完成医嘱。

三、工作要点

（一）设定药品种类及数量

以智能药柜作为基数药房，由药师根据本病房近6个月内药品种类、数量、使用频次进行高低排序，然后药剂科和病区护士共同商议决定智能药柜所需保留的药品及数量。

（二）药品补充

药师参考病房日常药品基础使用情况，设立各药品的储量上限和储量下限，定期对储量上下限进行维护性调整。智能药柜根据每日用药情况自动生成补药清单，药师通过后台系统查看药品数量后进行补充。

（三）药品盘点

智能药柜盘点包括每日盘点和月末盘点。每日盘点由药师每天在系统引导下盘点贵重药品；月末盘点由药师盘点全部药品，保证药品账物相符，发现问题与护士长沟通并分析原因。

（四）药品批次及效期管理

智能药柜对入柜药品的批次及效期执行严格的预警管理，收货信息在药柜上和医院信息系统中同步更新，药品摆放和取用遵循"先进先出"的原则。每月由药师对病区智能药柜药品的批号、有效期进行核查，对近效期药品（小于6个月）进行特殊标示，优先使用；对于长期未使用的药品则采取下架处理。

四、自动化智能药柜的优势与展望

自动化智能药柜采用封闭式智能管理方式，通过界面操作可清晰查看药柜中的药品基本信息，包括种类、批号、有效期等，还能对近有效期的药品做出提醒，提升了ICU的用药安全性，且能提高药品的有效利用率，避免不必要的资源浪费，降低运营成本，提高了患者药物治疗的及时性与安全性，提升了医务人员的工作效率和医疗质量。配备智能药柜，能弥补集中式调配的不足，它不仅能规范病区药品的日常保管和使用，做到病区用药及时，还能够减轻药学人员的夜班压力，提升药学服务质量和护理质量。

但是，智能药柜在实际应用过程中也存在一些不足之处：信息系统需要及时更新维护，冰箱结构组件欠智能；操作过程中无法限制实际取用的药品及数量，存在一定的安全隐患；在使用过程中出现故障或是错误的情况须及时进行反馈；等等。未来，将进一步优化智能药房工作流程与模式，完善药房功能，提高药品管理水平，使病区药品管理更加规范、科学，使药学人员进一步做好药学服务工作。

第七节　特殊药品调配

《中华人民共和国药品管理法》提示，特殊药品包括麻醉药品、精神药品、医疗用毒性药品、放射性药品，在管理和使用过程中，应严格执行国家有关管理规定。医院对特殊药品的管理和使用，必须按照《中华人民共和国药品管理法》及相关的《医疗机构麻醉药品、第一类精神药品管理规定》《医疗用毒性药品管理办法》《放射性药品管理办法》《处方管理办法》《麻醉药品、第一类精神药品购用印鉴卡管理规定》等文件执行。

医疗机构使用不同剂型的麻醉药品和第一类精神药品（以下简称麻精药品），它们具有镇痛镇静作用，是临床诊疗必不可少的药物；但是不规范地使用麻精药品容易令人产生依赖性和成瘾性，若流入非法渠道则会造成严重的社会危害甚至违法犯罪。为此，医疗机构需要加强麻精药品的管理，保证临床合理需求，严防流入非法渠道。2020 年 9 月 16 日，国家卫生健康委员会办公厅印发了《关于加强医疗机构麻醉药品和第一类精神药品管理的通知》（以下简称《通知》），指出医疗机构是麻精药品临床应用管理的责任主体，医疗机构主要负责人应当履行本机构麻精药品管理第一责任人的职责。医疗机构应高度重视麻精药品临床应用管理，认真梳理当前可能存在的隐患漏洞，制定完善的麻精药品管理措施，在满足临床需求的同时，防止麻精药品从医疗机构流入非法渠道。《通知》强调，医疗机构要全面落实麻精药品管理各项要求，明确麻精药品管理部门和各岗位人员的职责，进一步加强全流程各环节管理。门急诊药房、中心药房、病房、手术室、内镜室等配备麻精药品基数的重点部门，要采用双锁保险柜或麻精药品智能调配柜储存，储存区域设有防盗设施和安全监控系统。相关监控视频保存期限原则上不少于 180 天。要强化麻精药品的日常管理，做到麻精药品的使用及回收日清日结、账物相符。

针对麻精药品使用的全过程，医疗机构必须做到完善具体操作流程和规范要求。中心药房是麻精药品管理使用的重点部门，必须严格做到"五专"管理制度：专人管理、专库（柜）保管、专用账册、专用处方、专册登记。在"五专"管理的制度前提下，医疗机构需大力提倡信息化管理，加大对麻精药品管理软硬件的投入，依托现代化院内物流系统和信息化平台，加强麻精药品全流程管理，实现来源可查、去向可追、责任可究的全程闭环式可追溯管理。以智能麻精药品管理柜为例，硬件设备包括指纹识别技术和智能存储柜，软件包括处方发药、基数补药、空瓶回收、班次交接四大模块，用以实现麻精药品的处方调配、补药、班次交接、空瓶回收、批号管理、报表统计、追溯等环节的信息化操作。

一、智能化管理系统的工作模式

依托于智能化管理系统的特殊药品调配流程为：临床医师开具麻精药品处方或用药医嘱→用药医嘱信息传递→医务人员来中心药房领取特殊药品→药师审核→确认存盘、计费→智能柜进入发药模块→药师核对信息→回收空瓶→发药操作→回收处方→病区医师或护士核对签收→给患者用药前护士再次与病历用药医嘱核对→给患者用药。具体流程见图3-7-1。

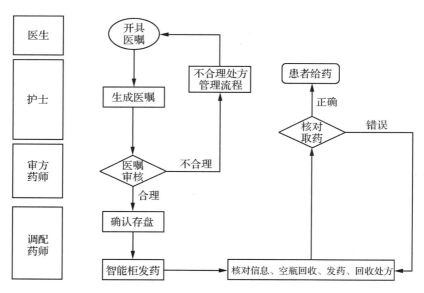

图 3-7-1　特殊药品调配流程图

智能化管理系统实现了对麻精药品安全、可追溯的管理：精准管理每一张麻精药品处方，精确管理每一位药品领用人、每一支麻精药品流向、每一支空包装去向及每一种药品的实时库存和批号。

麻精药品智能管理系统与医院信息系统数据联动，形成了从上至下的管控药品管理体系，实时反馈药品数据，实现麻精药品安全管理，真正达到了对麻精药品管理的要求：闭环管理，精准出药，分级权限，限时回收。其与传统模式下麻精药品的管理区别见表3-7-1。

表 3-7-1　智能管理系统模式和传统模式下麻精药品管理工作的区别

	智能管理系统模式	传统模式
与医院信息系统对接	无缝连接	无
监控	实时监控管理	无
安全	全程登录记录，操作可追溯	反复解锁，烦琐记录
取药	自动定位	人工寻找
补药	缺药提醒，按需补药	人工清点统计
领药	按需领药，自动记录	人工申领
统计	自动生成各类报表	手工编制各类报表

二、工作流程

（一）处方调配

1. 审方

麻精药品具有两重性。一方面，麻精药品有很强的镇痛镇静作用，在临床诊疗中必不可少；另一方面，不规范地使用麻精药品易产生依赖性、成瘾性。因此，对麻精药品的处方审核是麻精药品管理工作中的重中之重。患者住院期间所用的麻精药品，必须由医师或护士凭红色专用处方至中心药房领取，该处方有统一编号，实行处方计数管理。具有麻精药品处方权的医师要依据临床诊疗规范、麻精药品临床应用指导原则、药品说明书等，合理使用麻精药品。针对疼痛患者开具麻精药品处方前，要对患者进行疼痛评估，遵循三阶梯镇痛治疗原则选择相应药物。加强癌痛、急性疼痛和中重度疼痛的规范化治疗，合理使用麻精药品，提高患者生活质量，避免过度控制麻精药品影响患者合理用药需求。开具的处方由药学部负责保存，麻精药品处方保留3年，期满后经登记备案，做销毁处理。

审方药师首先对麻精药品处方进行审核，审核项包括处方信息是否完整、药品用法是否合理、用药疗程是否符合规定、开具处方的医师是否具有麻精药品的开具资格等。根据《麻醉药品、第一类精神药品处方管理规定》，麻精药品处方须由经培训考核获得特殊药品开具资格的执业医师开具，红色处方的后记须由医师本人签名并盖章。为住院患者开具麻精药品处方应当逐日开具，不超过1日常用量。对于需要加强管制的麻精药品，如哌替啶注射液，处方应为一次常用量，且仅限院内使用。麻精药品的处方信息必须完整，不得有空项和涂改；如有更改，需要处方医师签字并盖章确认。

对于通过审核的处方，药师首先在医院信息系统中进行存盘操作，对药品进行确认计费，随后在艾隆系统中找到相应病区，选择该病区的领药信息，点击"处理数据"按钮，打印出该张麻精药品的"领药单"。审方药师需要在麻精药品处方的审核栏中签名并盖章，表明已通过对该张麻精药品处方的审核。对于不合格的麻精药品处方，审方药师有权在医院信息系统中选择拒发，要求病区重新开具。审方药师也可以根据患者的住院号查询患者以往麻精药品的使用情况，以避免患者重复获取麻精药品的情况。

2. 调配

麻精药品处方在医院信息系统中确认存盘后，处方信息将自动传输到智能管理系统。中心药房的麻精药品存储于智能存储柜中，该智能存储柜内载指纹识别系统，并与摄像监控联动。调配药师通过指纹识别系统可进入智能管理系统的操作界面。此时，智能存储柜的显示屏上将显示多种工作模块，包括处方发药、基数补药、空瓶回收、班次交接。点击"处方发药"，操作界面将自动刷新，显示屏上显示出待取药患者的姓名、病区、床位号、操作时间及药品名称、规格和数量。调配药师此时需要核对显示屏上的处方信息与领药单的领药信息及纸质的麻精处方上的信息是否一致，核对无误则进入发药流程。点击"取药"操作（图3-7-2、图3-7-3和图3-7-4），智能存储柜将自动弹出处方药品对应的抽屉，药师可根据

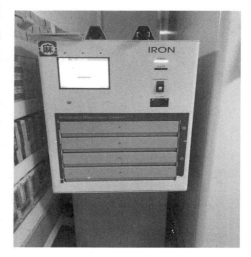

图 3-7-2　麻精药品智能存储柜

显示屏的提示进行发药和核对，调配药师须在处方后记中的调配栏签名并盖章。发药完毕后，"处方回收柜"将自行弹出，便于回收处方，完成一次发药流程。若有空瓶、废贴需要回收，则进入"空瓶回收"模块，在历史列表中寻找对应处方，核对回收的药品品名、规格、数量、批号与当时发出的药品是否一致，核对无误后，将空瓶或废贴放入空瓶回收柜中。

麻精药品智能管理系统改变了传统管理模式下纯手工操作的工作模式，不再需要调配药师在大量的药品中寻找所需药品的烦琐操作，实现了从"人找药品"到"药品自动弹现"的转变，也有效地避免了"一品双规""相似药品"等情况所导致的调配差错，提高了发药效率及发药准确性。同时能及时提醒药师将处方进行回收处理，避免处方丢失。

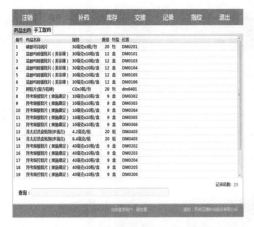

图 3-7-3　麻精药品手工取药界面

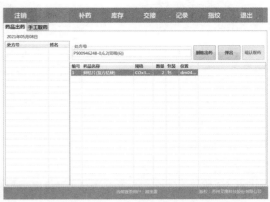

图 3-7-4　麻精药品出药界面

（二）基数补药

为加强麻精药品的管理，防止麻精药品外流，保证麻精药品的安全和合理使用，中心药房对麻精药品实行基数管理措施，即未使用的麻精药品、空安瓿及破损麻精药品的总和保持相对固定，即为基数。如须调整基数，则须经医院麻醉药品管理小组批准，并经医务科和药剂科备案。

中心药房库管每日早上会对麻精药品进行清点补药，麻精药品的补充是按照每种药品的固定基数进行操作的。库管通过管理系统的指纹识别操作，进入"基数补药"模块，系统将根据前一日的用药数量，自动生成一张补药清单，并由嵌入式打印机打印。药师根据补药清单从二级库中领取药品，点击屏幕上的"补药"，相应的药品抽屉将自动弹开，同时屏幕上将显示即将补药的信息，药师可根据显示屏上信息进行补药操作和核对。传统的补药模式单纯依靠人工操作，需要人工统计数量、汇总统计，在补药后又需要再次核对药品规格、数量等，流程烦琐，费时费力。利用智能化管理系统的基数补药功能进行每日的补药操作，在一定程度上提高了工作效率，且保证了补药的准确性（图 3-7-5 和图 3-7-6）。

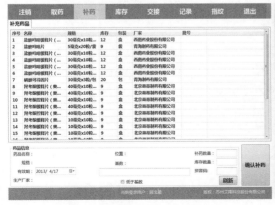

图 3-7-5　麻精药品补药界面

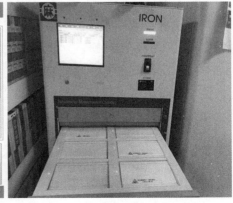

图 3-7-6　麻精药品智能存储柜补药状态

（三）空瓶回收

由于麻精药品有潜在的成瘾性和被滥用的可能，按照《医疗机构麻醉药品、第一类精神药品管理规定》的指示，患者使用麻醉药品、第一类精神药品注射剂或者贴剂的，再次调配时，应当要求患者将原批号的空安瓿或者用过的贴剂交回，并记录收回的空安瓿或者废贴数量；医疗机构内各病区、手术室等调配使用麻醉药品和第一类精神药品注射剂时应收回空安瓿，核对批号和数量，并作记录。具体如哌替啶注射液、吗啡注射液、芬太尼注射液、瑞芬太尼注射液、亚砷酸注射液等需要回收其空安瓿瓶，外用药芬太尼透皮贴剂需要回收其废贴。回收的空安瓿、废贴将汇总并统一销毁。此措施可加强对麻精药品的监管，严防麻精药品流失或流入非法渠道。

麻精药品智能管理系统中有专门应对空安瓿、废贴回收的工作模块。在智能储存柜的显示屏上选择"空瓶回收"模块，可见"历史发药列表"，根据患者信息提示选择对应的处方，核对实际回收的空瓶或废贴与处方上发出的药品品名、规格、数量、批号是否一致。核对无误后，系统将自动打开空瓶回收柜，将废弃的空安瓿、废贴放入回收抽屉中，关闭柜门，完成此次的空瓶回收流程。

在传统的工作模式下，空瓶回收工作是由护士或医师将空瓶拿至中心药房，并在"麻精药品空瓶回收记录本"中登记被回收的空瓶信息，中心药房的药师接手空瓶并对其信息进行确认。因此在后期核对时，并不能核查出具体的用药患者，不能保证病区是否及时退回废贴和空瓶。而智能化管理系统则完善了回收空瓶信息核实的功能，真正实现了麻精药品全程闭环式可追溯化管理。

（四）交接班记录

为加强麻精药品的管理，防止药品流入非法渠道，中心药房对麻精药品实行药品清点交班制度，交接班人员须当面进行药品品种、数量的核对，确认账物相符，并记录在专门的交接班登记本上。在智能药品管理系统下，交班时进入"班次交接"模块，交班人和接班人分别通过指纹识别进入系统，进行系统内的交接。系统将打开所有智能柜的抽屉，同时显示屏上将显示药品的库存数量（图3-7-7），双方共同核对实物数量无误后，确认完成交接。系统将自动记录当前交接班的相关信息，包括日期、时间、交接班次、药品名称、药品规格、当前库存数量、已发药数量、账物相符情况、交班人、接班人等（图3-7-8）。智能化管理系统的"班次交接"工作改变了传统的手工填写的模式，实现了系统的自动记录，减少了人为差错，提高了工作效率。

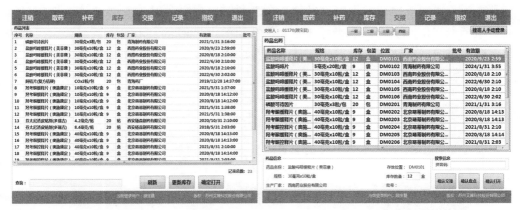

图 3-7-7　麻精药品库存界面　　　　图 3-7-8　麻精药品交接界面

（五）临床科室备药管理

1. 临床科室备药管理的原理

根据临床科室的疾病特点和需要，各科室可申请配置备用麻精药品，主要涉及的药品为吗啡注射液和哌替啶注射液。科室备用的麻精药品实行基数动态管理，药品数量应保持在规定的基数内。在患者需要紧急用药时，临床科室可先给患者用药，随后从中心药房补充。中心药房须每月检查备药的账物、批号是否相符，对近效期的药品予以及时更换。

2. 智能化管理系统在备药管理中的应用

临床科室的智能化药品储存柜中的药品按批号管理，严格按照一批号一格储存。当有医嘱生成时，可在智能储存柜的显示屏上选择医嘱、药品和批号，仅有对应药品批号的格子会打开，以便取药。临床科室可在中心药房备药管理系统中申请补充备药。中心药房的备药管理系统将显示申请科室、申请日期、申请药品数量等信息。药师可根据该信息补充药品，同时在系统中更新药品的数量、批号信息。

利用智能存储柜管理临床科室的麻精药品备药，一方面可杜绝药品流失、滥用的现象，也可避免药品错拿错用的情况发生，另一方面有利于中心药房对药品的统一管理。

（六）药品管理

麻精药品实行批号管理。在传统的工作模式下，中心药房向药库申领麻精药品，需要填写中心药房专用台账登记簿，记录药品剂型、规格、数量、批号、有效期、发药人、复核人和领用人签字；日常管理需要建立交接班制度，每班清点，每日结算，账物、批号相符；每日收到的麻精药品处方须分品种、规格进行专册登记，登记内容包括发药日期、患者姓名、用药数量、药品批号、处方编号等，以便追溯。可见，传统的工作程序烦琐无比，易发生人为差错，信息追溯困难。借助药品智能管理系统，可简单生成各种汇总目录：在补药时，系统会显示当前药品批号和有效期，药师在确认无误后，系统将自动记录补药的批号信息，无须手工记录；在发药与空瓶回收时，系统将显示当前药品所对应的批号和有效期，药师确认无误后，系统将自动记录该处方的发药信息或回收信息。

三、工作要点

（一）依托于智能管理系统的"五专"管理制度

1. 专人管理

麻精药品实行专人管理、责任到人。在中心药房，麻精药品要求必须由主管及以上职称的药学专业人员专人负责。在智能管理系统中，专人管理依托于指纹识别系统和监控摄像，仅有被授权人员才可打开麻精药品智能储存柜进行操作。如此，对麻精药品的所有操作均可追溯到个人，不存在冒名顶替的情况，极大地加强了对麻精药品的管控力度，消除了管制类药品流失的隐患。

2. 专库（柜）保管

麻精药品的储存要求专人负责、专柜加锁、货到即验、双人开箱、清点验收至最小包装。入库验收应当采用专簿记录，内容包括日期、凭证号、品名、剂型、规格、单位、数量、批号、有效期、生产单位、供货单位、质量情况、验收结论、验收和保管人员签字。麻精药品智能存储柜作为自动化管理管控药品的仓库系统，可严格监控储存的药品，自动记录每一批药品入库情况，汇总药品信息，自动生成定制报表，告别手工模式。

3. 专用账册

麻精药品的入库和出库要求有专用账册进行记录，内容包括日期、凭证号、领用部门、品名、剂型、规格、单位、数量、批号、有效期、生产单位、发药人、复核人和领用签字，要求做到账物相符。麻精药品智能存储柜将自动记录药品的出库情况，通过与医院信息系统的联网，绑定处方信息，使麻精药品的去向可追溯，实现麻精药品的全程化管理。入库和出库账册可由智能管理系统自动生成，避免了烦琐的人工登记工作，每一支麻精药品的来源清晰、去向可追，实现了整体闭环、双向回路的操作。

4. 专用处方

麻精药品的处方要求使用专用处方（红底黑字），有统一登记编号，处方要求有明确诊断。麻醉处方一旦开错只能作废，不得更改，作废的处方应单独存放管理，统一由药事管理委员会销毁。智能管理系统与医院信息系统联网，可获得处方信息，在智能储存柜的显示屏上可查询相关的处方情况，发药结束后处方应统一回收至专用抽屉中。智能管理系统可获得同一医疗机构中的处方信息，明确处方用量和处方频次，有利于加强对麻精药品处方的审核，规范麻精药品的使用。

5. 专册登记

麻精药品处方需要分品种、规格进行专册登记，登记的内容包括发药日期、患者姓名、用药数量、药品批号、处方编号等；需要每日结算，账物、批号相符，要求建立交接班制度并有交接班记录。智能管理系统可自动生成汇总报表，无须人工统计，交接班工作也可在系统中完成，省去了烦琐的手工填写工作，杜绝了人为差错。

（二）质控要点

1. 制度与培训

中心药房应建立适合本部门的特殊药品日常管理制度，各岗位人员均须知晓。药学人员须经特殊药品知识（法规、制度、专业知识）培训并通过考核后，方可取得麻精药品的调配资格。

2. 储存管理

麻精药品的储存须遵循"五专"管理、专库和专柜的双人双锁管理，有防盗、报警装置等；账物相符率须做到100%，并有双人签字；有基数清单，数量适宜，与上级库房记录相符，有临床使用残余量销毁登记，记录符合规定。

3. 处方调配管理

麻精药品每日须由专人负责调配，每日消耗量有专册登记，登记内容符合要求。使用专用处方，格式、用纸颜色等符合规定，处方合格率100%；处方上药品用量、用法须符合规定。有回收患者使用麻精药品注射剂空安瓿或者贴剂记录，并由专人负责清点、监督销毁。对存放在本单位的过期、损坏的麻精药品，应当按照规定程序向卫健委主管部门提出申请，由卫健委（或委托药事质控中心检查组）负责监督销毁，并做好登记。特殊药品专用账册的保存期限符合规定。专用账册的保存期限应当在药品有效期满后不少于2年；登记专册保存期限为3年；麻精药品和第一类精神药品处方保存期限为3年；医疗用毒性药品、第二类精神药品处方保存期限为2年。

4. 安全管理

中心药房采用双锁保险柜或麻精药品智能调配柜储存麻精药品。储存区域设有防盗设施、报警装置和安全监控系统，具有相应的防火设施。相关监控视频保存期限原则上不少于180天。报警装置与本单位保安报警系统或公安机关报警系统联网。建立麻精药品丢失、被盗、被抢或流入非法渠道紧急报告和应急预案。定期开展麻精药品管理、使用全过程风险隐患排查和整改工作，明确各环节、各岗位工作职责和责任人。定期对麻精药品处方进行专项点评，并根据点评结果及时有效干预。对使用量异常增高的，分析原因并提出管理建议。

5. 信息化智能化管理

依托现代化院内物流系统和信息化平台，加强麻精药品全流程管理，实现来源可查、去向可追、责任可究的全程闭环式可追溯管理。积极开发麻精药品智能管理系统，逐步实现精细化管理，提高工作效率和差错防范能力。实现同一医疗机构内处方信息联网，重点关注麻精药品的处方用量和处方频次，避免同一患者门诊和住院重复获取麻精药品。药师开展麻精药品处方医嘱审核、处方点评，积极参与到手术室等重点部门的麻精药品管理工作中。

四、案例分析

利用智能管理系统追溯患者麻精药品的用药历史

患者住院期间领用羟考酮缓释片的处方，该处方开具羟考酮缓释片（奥施康定，40 mg/粒）75 粒，用法为 1 500 mg，q 12 h，口服。通过患者的住院信息可在麻精药品智能管理系统中查询该患者的过往用药情况：4 月 17 日，该患者领用羟考酮缓释片（奥施康定，40 mg/粒）40 粒，用法为 800 mg，q 12 h，口服；4 月 18 日，该患者领用羟考酮缓释片（奥施康定，40 mg/粒）75 粒，用法为 1 500 mg，q 12 h，口服。

这其中有两个问题：第一，该药品为缓释药，必须整片吞服，不得掰开、咀嚼或研磨，否则会导致羟考酮的快速释放与潜在致死量的吸收；第二，根据处方，患者两日的服用剂量直接从 800 mg/次调整为 1 500 mg/次，调整幅度过大，该药品剂量调整的幅度应在上一次用药剂量的基础上增长 25%～50%。大多数患者的最高用药剂量为 200 mg/12 h，少数患者可能需要更改剂量。此类药物有可能是药物滥用者、药物成瘾者寻觅的目标。因此，对患者合理评估、合理处方，对治疗定期再评价，合理发药和存储等措施均是限制阿片类药物滥用的有效措施。

第四章　药品管理

　　目前，医学科学发展迅猛，为全世界患者的康复带来了希望。医院药品的特殊性和重要性对医院药房的药品管理模式提出了更高的要求，药品管理模式的改进同时也成为医院提高自身服务水平，在医疗改革过程中实现稳健转型的关键点之一。药品库存管理涉及药品申领、药品验收和药品在库的管理等方面。智能化的药品库存管理系统可以实现药品自动申领，促使药品管理更加科学、细化。完善的药品入库验收制度可以有效防止存在质量问题或手续不齐全的药品进入库房。药房验收药品涉及普通药品、麻醉药品和精神药品、毒性药品及冷藏药品。而针对已经在库药品，药房则根据工作内容对药品实行分区域存储和标识管理等，减少工作差错的发生，提高药房工作效率。药品需要通过一定的方式进行发放和运输，而智能物流传输系统的应用大大减少了药品发放和运输过程中的人力与物力。药房的普通药品及成品静脉输液均可采用轨道式物流传输系统运输至各个病区。而麻醉药品和精神药品、高警示药品及冷链药品的发放与运送，则需要采取特定的方式。病区备用药品可以保证患者病情突变时用药的可及性，涉及药品也比较特殊，主要有抢救药品、毒性药品、麻醉药品等。加强病区备用药品的监管并制定相应的制度，对保证药品质量及医疗安全至关重要。病区备用药品的管理主要包括备用药品品种和基数管理、效期管理、自动化智能药柜管理及病区急救药盒的管理。在对医院药品的管理过程中，药品专项管理也是一项重要内容。药品专项管理主要体现在药品效期、高警示药品、麻醉药品和精神药品、冷链药品及相似药品等几个方面。加强药品专项管理，可以更好地实现药品使用过程中的质量管理。下面将从药品库存管理、药品发放与运送、病区备用药品管理、药品专项管理四个方面谈谈中心药房药品智慧化管理与实践。

第一节 药品库存管理

随着我国医疗卫生体制改革的发展及深化、药品生产流通体制的发展，医院药品库存管理工作的作用越来越突出。在药品库存管理的过程中，为了让医院药品管理符合现代化医院管理和质量管理的需求，应对药品的库存利用信息化手段开展创新优化的管理措施，积极探究药品库存的控制和管理措施，不断优化药品库存管理模式，提高药品安全质量管理水平，促进医院整体管理水平的发展。

一、药品申领

医院信息系统广泛应用于医院的药品管理，多数医院信息系统具有自动生成申领单功能，其依据是预先在系统中人工设置药品库存的上、下限。但因上、下限的设置相对固定，不能随临床用量变化而调整，所以几乎所有医院均弃之不用。实际工作中，药品申领流程仍是依据经验手工填写领药申请单，这样做的弊端是凭库管个人经验决定领药量，常常造成缺药或积压的情况，并且每天要清查库存、填写申领单，工作量大。

中心药房运用"医院药品在院库存管理系统"，在不影响医院信息系统的前提下，与医院信息系统进行数据交互，扩展和补充医院信息系统范畴和功能，使药品管理更加细化、严密，科学自动生成申领计划。以下对自动生成申领计划原理做简要阐述。

药品存贮量的预测方法主要有人工预测、时间数列分析（移动平均数法、指数平均数法）、季节指数分析法、回归分析法等。如果系统依据药品临床消耗速率变化来确定采购订单，对不同的药物采用设定 7～30 天的临床用量周期，就可以随临床用量的增减灵活地调整、预测采购或申领的数量，并且设置消耗警戒提示，即当某药品用量骤增时系统会及时做出判断，提前做出申领提示。

本系统把原来的人工经验设置库存上、下警戒线＋自动生成的模式，改为按消耗速率＋自动生成的模式。新方法通过引入简单的统计函数，使上、下限根据一段时间内消耗量的平均数，实时刷新，申领数量也同步自动生成，更接近实际需求量。有了消耗量，申领数量便随之产生。

二、药品验收

药品是特殊商品，《中华人民共和国药品管理法》明确规定，医疗机构购进药品必须建立并执行进货检查验收制度。入库药品质量验收是全程化质量管理中的重要环节，为了有效防止劣药、手续不齐全药或假药流入库房，需建立完善的药品验收入库制度。中心药房药品验收分为普通药品验收、麻醉药品和精神药品验收、毒性药品验收、冷藏药品验收。

（一）普通药品验收

为提高中心药房药品验收效率，加强药品入库的信息化管理，中心药房启用了条形码药品验收系统，在保证验收和入库准确的同时有效控制药品的流通率，防止积压，确保药品质量。

1. 条形码药品验收系统的建立

条形码技术是在计算机的应用实践中产生和发展起来的，是由一组反射率不同、宽度不等、按规定的编码规则组合起来，用以表示一组数据和符号的技术。其可靠性高，采集信息量大，灵活实用，是迄今为止较经济、实用的一种自动识别技术。

2. 验收流程

库管员根据系统中的药品实际消耗情况，利用医院信息系统每周制订药品计划，采购员审核后通过医疗机构药品网上采购系统发送计划，供货公司登录该平台获取计划，并生成相应的电子发票和配送单据。

PDA 通过无线路由器可与条形码管理系统实时相连，运行扫描器中的扫描程序后，验收员输入指定的用户名和密码，即可进入条形码验收程序。药品到达药房后，利用供应商配货后现存条形码与药品发票的对应关系，验收员逐件扫描药品外包装箱的条形码，即可获得主要收货信息，包括药品的发票号、通用名、商品名、规格、生产厂家、供货价、产品批号、有效期、供货数量、包装数量及库位号等。

验收员根据以上内容核对药品，同时核对采购依据（采购计划与实际到货的比对），并将单据与药品实物进行匹配，核对无误后即可按"确认"键验收。

当验收员完成条形码验收，并扫描确认后，条形码管理系统自动生成验收完毕的发票信息，库管员可随时下载验收完毕的发票信息，与实际发票编号核对无误后直接导入医院信息系统，快速完成药品的入库操作。

3. 条形码药品验收系统的优点

（1）供货商到货后，验收员通过 PDA 除了能清楚看到主要收货信息外，还可以随时调整实际收货数量，从而灵活收货。在扫描多件同种药品或散件药品时，能自动累计件数或品种数至全部扫描完毕，避免漏点或重复点收，为验收提供了便利，提高了准确率。

（2）PDA 能自动识别不同供货商的货品条形码。验收员可同时验收不同公司的货品，无须人工切换界面，提高了药品验收效率。

（3）在验收过程中，当药品供货价与医院信息系统购进价不符、非计划内及补货药品、药品有效期小于半年及来货数量大于计划数量时，均有相应的提示信息出现，验收员根据情况判断是否验收，从而提高了验收质量和准确性。

（二）麻醉药品和精神药品、毒性药品验收

此类药品验收需要双人核对，专册登记，内容包括日期、凭证号、领用部门、发放部门、药品名称、剂型、规格、数量、批号、有效期、生产单位、发药人、复核人和领用人签字；查看药品时包装拆到最小单位，再进行普通药品的基本验收项目，验收完毕专柜加锁储存。

（三）冷链药品验收

冷链药品是一种特殊药品，在生产、经营、使用过程中，由于多种原因，随时可能使药品效价降低或变质，甚至导致毒性反应，引发医疗事故。冷链药品质量管理的重点是使药品始终处于 2 ~ 8 ℃或符合药品生物特性要求的储存温度之中，即药品在应用于患者之前应处于封闭的冷藏供应链中。

为保障患者用药安全，在验收冷链药品时，中心药房会向供应商索要"冷链运输记录"，并建立专用的记录册留存备查。"冷链运输记录"涉及内容主要是药品起运、到达的时间和沿途温度数据，以及责任人等。该记录通过蓝牙设备从专用的冷链运输箱或运输车的温控系统中导出，一般会以 5 分钟为间隔记录运输环境中的温度，并在验收药品时现场立即逐条打印出纸质记录单，留存备查。对供货商无法提供"冷链运输记录"或者沿途温度未达到冷链要求的药品，中心药房都将拒绝验收入库。

冷链运输记录是库管员药品验收工作中的一项重要内容。传统的纸质管理方式工作量较大，浪费资源严重，为实现冷链记录的高效管理，中心药房构建了全新的冷链运输记录电子化管理系统。目前全国大多数医院已实现通过建立供应链信息平台完成医院信息系统与商业公司信息系统之间的数据对接。药品供货商将每批药品的药检报告和冷链记录电子化上传至供应链信息平台，并将所有报告统一保存，以实现纸质单据的电子化储存和准确高效查询功能。

三、在库药品管理

（一）药品分区域管理

中心药房储存的药品数量、品种较多。为了更好地管理药品，中心药房药品实行分区域管理模式，即根据工作内容将药品区域划分为出院带药区域、单剂量分包药品区域、住院统领药品区域、静脉用药调配中心调配药品区域、二级库备用药品区域、冷藏药品区域、病区智能药柜七个模块。现对这种管理模式进行简要概述。

1. 出院带药区域

中心药房的出院带药窗口主要面向各病区的出院患者，药师核对发放出院患者的院外治疗药物并提供相应的用药教育。出院带药区域配备了智能快速发药机和智能药柜。智能快速发药机用于存放大部分盒装药品，智能药柜主要存放瓶装药品和贵重药品。

智能快速发药机可以通过二维码、条形码等多种途径录入批号、效期、数量，做到药品"先进先出"，实现效期管理。同时，系统可自动识别并提示形似药品、同品种不同规格药品、高警示药品，且系统补药出现异常时，会提示人工纠错。

智能药柜的平板电脑用于操作系统软件，完成药品安全存取管理。智能药柜采用封闭式储存，避光、防撬，可以有效减少药品的损耗。

当出院患者凭医师处方领取出院带药时，药师审核处方，确认合格后发药，发药时只需在软件中选中该患者姓名，点击"确认发药"，打印机自动打印配药清单，智能快速发药机自动完成发药，智能药柜存放相应药品的抽屉自动弹出，且配药清单自动标注库存不足药品，实现药品精准快速调配，缩短患者领药时间，提高患者满意度（图4-1-1）。

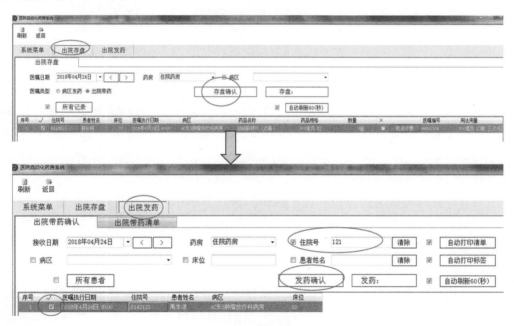

图4-1-1　出院带药患者发药界面

2. 单剂量分包药品区域

全自动药品单剂量分包机（Automatic unit-dose tablet storing and counting machine，ATM，以下简称"自动分包机"）是通过医院信息系统传送医嘱信息，将一次用药量的片剂或胶囊自动包入同一个药袋内的设备。中心药房自动分包机（图4-1-2）可储存400多种不同品种的口服药品，涵盖了医院可分包的所有药品，满足病区的单剂量药品服务需求。通过PDA扫描药品条码可录入批号、效期及数量至分包机系统软件，系统具有近效期预警功能，实现了效期管理。

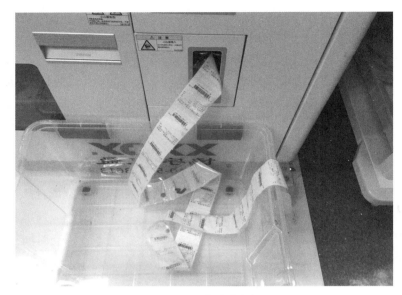

图 4-1-2　自动分包机

3．住院医嘱单区域

住院医嘱单主要是静配中心调配的药品医嘱和单剂量分包的口服医嘱以外的其他住院医嘱，涵盖的药品品种数较多。住院医嘱单针剂药品存放于智能药柜，空瓶药品存放于智能药架。

智能药柜的平板电脑，用于操作系统软件，完成药品安全存取管理。自动弹出式抽屉接收电子医嘱并自动弹出抽屉，实现药品精准快速调配。

当对住院医嘱单确认发药时，智能药架将亮灯指示药品摆放位置及药品数量，调配完成后，按下药架按钮，确认发药，指示灯关闭。智能药架的应用有效地减少了调配差错。

4．静配中心调配药品区域

静脉用药集中调配是药品调配的一部分。中心药房静配中心调配药品数在 300 个左右，主要存放在智能药仓。智能药仓运用机械手抓取方式，完成药品的快速存取。药仓的触控显示屏用于操作系统软件，完成药品安全存取管理；扫码枪用于完成药品的扫描识别和核对；智能传送抽屉将扫描核对后的药品传送入库；智能药仓可根据药品医嘱单弹出抽屉，自动出药，指示灯快速、正确地指示药物所在位置。扫描药品条码，录入批号、效期、数量至智能药仓系统软件，做到药品"先进先出"，实现效期管理。

5．二级库备用药品区域

中心药房的每日用药量较大，药品周转天数一般为 5 ～ 7 天，各智能设备存放的药品为当日使用的量，二级库备用药品存放于阴凉库和大输液库。

6. 冷藏药品区域

中心药房的所有冷藏药品统一验收入库，存放在智能冰箱中。智能冰箱设计成多个相互独立的储药柜，存取不同储药柜中的药品时，不会对其他储药柜药品的温度产生影响，冷链监测模块远程实时监测冰箱温度，并在冰箱温度超出预设标准温度时报警。不同储药柜分别安装有显示屏，可显示并管理相应药品的库存、效期、批号及药品位置，实时保证药品储存安全性的同时实现冷藏药品管理的互联网化、智能化。

7. 病区智能药柜

中心药房在所有病区设立智能药柜，由计算机控制药品的储存，记录并追踪药品的发放，实现病区基数药品全流程的闭环管理，优化病区基数药品管理模式和信息化水平，提高药品调配的准确性与及时性，提升医务人员的工作效率。

（二）药品的储存与养护管理

医疗机构对药品的储存与养护进行科学的管理，是保证药品质量的内在必然要求。《中华人民共和国药品管理法》第71条规定，医疗机构"必须制定和执行药品保管制度，采取必要的冷藏、防冻、防潮、防虫、防鼠等措施，保证药品质量"。《医疗机构药事管理规定》规定："化学药品、生物制品、中成药和中药饮片应当分别储存，分类定位存放""定期对库存药品进行养护与质量检查"。

中心药房药品种类多、剂型多、品种与规格多、效期不一，同时，药品的不同类别、不同剂型、不同品种有不同的储存保管与养护要求。中心药房应该从这些特点考虑，根据医疗机构的规模、可配备药品数的多少及用药情况，设立相适应的药品储存区域及配备相应的设施设备，制定储存与养护管理制度与控制程序，安排合适的人员管理，开展相关培训与考核，规范药品的储存与养护工作，保证药品质量。

1. 药品的分类储存管理

按规定，医疗机构药品应分类储存。中心药房按照药品质量特性、用途、管理规定、储存要求、剂型等因素进行分类、分库、分区、分垛存放。内服药与外用药分开存放；一般药品与特殊管理药品分开存放，合格药品与退货药品、超过效期药品、变质等不合格药品分开存放，化学药品与中成药分开存放；拆除外包装的零货药品集中存放，高警示药品集中区域存放。在满足这种分开存放要求的同时，通过设立不同养护条件，采取避光、遮光、通风、防潮、防虫、防鼠等措施，不同管理性质的库房在同一库房内划分不同的管理区域，在同一管理区域内继续细分不同的管理位置，在同一管理位置上进一步分出不同品种、规格、批号的间隔距离与层次等方法实现药品的分类储存管理。

2. 药品在库的标识管理

对在库药品进行标识管理，是为了防止在库药品在储存、养护及出库过程中出现工作差错，从而避免因这类差错造成药品的质量事故，提高这些环节的工作及管理效率。药品在库的标识管理是药品储存管理的一项重要内容。

中心药房二级库药品按质量状态实行色标管理，用不同颜色的标识来区分不同性质的库区。绿色用于合格库区，黄色用于待验库区和退货库区，红色用于不合格库区。

3. 药品在库的堆放要求

合适的、符合药品包装要求的堆放方式和数量有利于药品养护与出库的搬放，有利于药品质量完整性的保持。堆放药品应当按照药品外包装标示的堆码要求规范堆码，避免损坏药品包装；按照药品批号堆码，不同批号的药品不得混垛，垛间距不小于5厘米，与库房内壁、顶、温度调控设备及管道等设施间距不小于30厘米，与地面间距不小于10厘米。

4. 在库药品的养护措施

采取何种养护措施应根据药品的质量特性和其包装上标示的贮藏要求来决定，并要充分考虑到库房条件、外部环境（如气候和地理位置等因素）可能带来的影响。在库药品的养护措施主要包括以下方面：

（1）提供符合规定的、合适的温湿度条件。

根据在库药品对温湿度方面的贮藏要求与数量情况，设立相对应的冷库、阴凉库及常温库，24小时监控温湿度，有相应的突发故障应急措施。冷库的温度控制在2～10 ℃，阴凉库温度不高于20 ℃，常温库温度为0～30 ℃；各库房相对湿度应保持在35%～75%。

（2）提供合适的、有效的遮光和避光条件。

对部分易受光线影响而引起质量变化的药品，应存放于有遮光、避光措施的库房内。

（3）提供合适的、有效的防潮、防虫、防鼠及防霉条件。

库房应保持其结构与外部环境的严密性，并配置适宜的、有效的防潮、防虫、防鼠及防霉设备，通风口处应装有严密的金属滤网。

（4）提供必要的、有效的防火、防爆及通风条件。

（5）《医疗机构药事管理规定》中对易燃、易爆和强腐蚀性等危险性药品提出了"另设仓库单独储存，并设置必要的安全设施，制订相关的工作制度和应急预案"的要求，同时还规定了库房应具备通风、防火的条件。

5. 在库药品养护管理的其他要求

中心药房运用信息化手段，对在库药品实现智慧化养护管理。库管员根据PDA

信息提示自动生成养护计划。例如，定期检查在库药品及养护条件的质量；定期检查药品科学合理储存情况；重点检查有温度储存要求的药品是否正确存放于相应的库房中；检查色标管理是否准确到位；检查药品堆码是否规范有序；等等。库管员只需根据 PDA 提示，完成每一项养护计划，当全部确认完成后，自动生成药品养护记录单，实现药品养护的规范化、智慧化和信息化。

（三）药品盘点

药品盘点工作对药品经济管理与质量管理有着非常重要的作用，是药品管理的一项具体制度要求。药品盘点也是发现问题的手段，通过盘点，可以发现药品流通中出现的相关差错，以便及时纠正，更好地为患者服务。

为了对日常药品的发放进行有效管控，减少人为误差，对贵重药品及高警示药品通过 PDA 实行每日实时盘点（图4-1-3），将全自动发药系统的盘点功能与人工盘点相结合，当自动发药系统发现误差时自动报警，库管员及时查找原因，避免差错的产生。定期盘点药品库存是药学部的一项常规工作，通过月度、季度盘点制度，保障现有库存药品品种实物与账目吻合。中心药房运用 PDA 进行智能化盘点，将药品库位划分为数个区域，根据 PDA 相应盘点区域的药品目录，逐一录入药品实际库存，避免漏盘或者重复盘点，盘点数据实时通过无线网络传输到后台数据库。各区域药品清点完成后将后台数据一键导入医院信息系统，完成盘点，生成盈亏统计表格。实行 PDA 终端录入的电子化盘点模式，不仅工作效率得到了很大的提升，而且还节省了人力，降低了数据差错。经常性的数据校准，可以提高账物相符率，促进药品管理工作质量的提高。

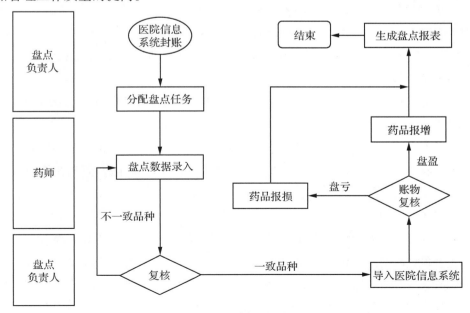

图 4-1-3　药品盘点工作流程图

第二节 药品发放与运送

医院内的物流传输系统是医院内部的主要系统之一，该系统主要用于医院内部各种药品及物品的快速传送。医院内的物流传输系统几乎覆盖医院内所有科室，其在当代医院管理中占据重要的战略地位。

一、药品发放与运送方式介绍

中心药房药品发放采用智能物流传输系统。物流传输系统从传统的人工运送发展到智能物流传输系统，大幅减少了人力物力，极大地提高了工作效率。目前，医院内比较常见的有轨道式物流传输系统和气动物流传输系统两种传输系统。近几年，随着我国科学技术与信息技术的迅速发展，人工智能产品逐渐增多，物流机器人应时而生。

（一）轨道式物流传输系统

轨道式物流传输系统是指在计算机控制下，利用智能轨道载物小车在专用轨道上传输物品的系统。中心药房启用的智能化轨道物流传输系统是一个在室内运行的"不占地面空间、站到站"的运输传递系统，根据医院的各项要求将医院各楼层的各科室通过水平和垂直运输轨道连接起来，由自动、智能的电动运输小车在各科室传输站点之间来回运送药品等物资。智能小车一般装载重量可达 10～30 kg，传输速度可达到 1 m/s。其主要由电动运输小车、转轨器、轨道、工作站、监控中心和控制终端、防风门、防火窗、不间断电源（Uninterrupted Power Supply，UPS）系统和电源系统等组成。

轨道物流传输系统与传统的通过工人运送相比，有着以下不可比拟的优势。

1. 节省人力

按照传统的人工运送成品输液方法，以 30 个病区计算，至少需要 8 名工勤人员，才能较为安全并及时地将各批次成品输液运送至各个病区，而现在不再需要人工运送。

2. 运输快速及时

人工运输受人力调配、电梯运行情况、等待和集中运输等环节的限制，速度较慢，送达时间不确定性较大，而智能化轨道小车物流传输系统速度基本一致，送达快速而稳定。轨道运输基本没有限制因素，同一时刻可多站点同时传输，能根据临床需要随时传送，无须等待。智能化轨道小车物流系统与人工运输相比，省去了等电梯、交接核对物品、返程等环节的时间，运输优势明显，能有效解决传统模式下病房药品使用需求与药房药品发放方式的矛盾。

3. 符合医院感控要求

传统人工运送与患者同用电梯及公共设施，存在交叉感染的隐患。智能小车密闭安全且箱体内配备紫外线消毒功能，定期自动消毒，避免传输药品和物品间的感染，符合医院的感控要求。

4. 提高安全性和可靠性

智能小车拥有锁键功能，关闭车盖上锁后方可传输出站点，且由对应病区接收后方可打开车盖，保障了传输过程中药品及成品输液的正确传输。计算机监控整个轨道物流系统，可查询追踪所有轨道上任意一辆运行中或待发的小车，保证了轨道式传输的安全性。

5. 实现冷链运输闭环管理

智能小车内提供 2～10 ℃冷藏环境，并实现对冷藏设备运行状态的实时监控，当监测数据达到设定值时，系统可自动向预先设置的多个指定人员发送短信实时报警，无论指定人员身处何地，都能及时了解和掌握系统异常状况并及时处理。冷链物流小车传输系统实现了医院冷藏药品从药房向病区流通过程中记录的可靠性和可追溯性，实现了冷链药品运输的闭环管理，有效地保证了临床用药的有效性和安全性。

（二）气动物流传输系统

气动物流传输系统以压缩空气为动力，借助计算机控制技术及机电技术，实现全程网络管理和监控，利用管道将载有物品的传输瓶输送到目的地，从而将医院各科室、护士站、中心药房等工作点连接起来。其工作原理是把需转运的物品放在一个传输瓶中，通过密闭的管道，用气压将物品送到目的地。

气动物流传输系统一般用于运输质量轻、体积小的物品，中心药房常用于运送病区急需的口服药品。其特点是造价低、传输速度快、噪声小、运输距离长、方便清洁、占用空间小、安装灵活和普及率高等。气动物流传输系统主要解决医院大量且琐碎的物流传输任务。

气动物流传输系统的运行具有以下优势。

1. 运输准确性高

医用气动物流传输系统操作既快捷又方便，医务人员只需把要传送的物品放到承载器中，输入送达点的地址编码即可完成一次传输，保证了所有传输任务的安全性和准确性。

2. 改善就医环境

医用气动物流传输系统能有效地预防传染性疾病的传播。防止院内感染是医院工作的重要环节，物流传输系统可以将医院内的人员流与物品流进行有效分离，将所传送的物品放在密闭的载体中，避免了对所传送物品的污染。

3. 降低医院运行成本

气动物流传输系统的使用满足了临床传送医疗物品、药品和标本的需要，方便了医护人员，节约了科室大量的人力、物力及时间。物流传输系统的使用可以替代工勤人员的部分工作，从而减少工勤人员人数，也减少了护士站备用药品，避免药物过期造成的意外经济损失，有效节约了药品成本。

（三）医院物流机器人

医院物流机器人是一种自动引导的运输系统，是轮式的移动型机器人。医院物流机器人的主要动力是电池，物流机器人具有自主任务分配、自主控制电梯门禁、自主回充及自主导航、避开障碍物的智能化设计，充分实现了无人控制运输作业。医院内应用物流机器人进行物资运输，可以满足医院物品种类多、体积大、数量多、运输次数多等需求。医院物流机器人的使用，不仅保证了运输工作的安全性，还能实现物流运输的全程监控及运送信息闭环，有效降低医院内物流运输的成本，提高医院的经营效率。此外，医院使用物流机器人进行运输，能减少人与人之间的接触，避免不必要的感染情况，有效保证了医务人员的人身安全。

作为近些年科学技术发展以及互联网广泛使用的衍生物，物流机器人可以使用有限的资源替代以往重复性、规律性、劳动强度大的人工劳动，并解决我国人口老龄化、劳动力分配不均匀等社会问题。在物流机器人作为一种全新的劳动力进入医院应用时，必然面临机器人和原配送人员的重新分工、运输职责等一系列问题。因此，在医院应用物流机器人后管理上产生的问题，药房需要从全新的管理角度着手，积极探寻全新的突破点，促使医院管理系统更加高效、科学。综上所述，医院内使用物流机器人运输药品，是现代社会发展的必然趋势。对于医院而言，快速、准确、自动、安全的运输物资，是医院物流系统的重大需求，而物流机器人可以将运输工勤人员从繁重的劳动中解放出来，并提高物流运输的时效性及安全性，有效降低医院内的物流成本，切实满足当代物流业的发展要求。因此，药房需要结合国家的政策、自身的情况，合理选用、设计、部署物流机器人，从根本上提高医院药房运输药品的时效性。

二、普通药品的发放与运送

轨道物流传输系统可以用来装载重量相对较大和体积较大的药品，对于运输病区申领的普通药品及静配中心调配的成品静脉输液等具有明显优势。目前，中心药房普通药品及成品静脉输液均采用轨道式物流传输系统。工勤人员将所有药品装入物流小车后，利用 PDA 扫描相应病区医嘱申领单上的二维码，绑定物流小车编号，方便药师实时追溯药品的行踪。当物流小车到达病区后，护士利用 PDA 再次扫描二维码，PDA 会显示药品名称、规格、数量、批号、效期以及调配人和核对人等详细信息，核对无误后点击"确认签收"。二维码技术的运用，实现了药品物流运输管理的条码化、精细化和信息化。

三、麻醉药品和精神药品的发放与运送

麻醉药品和精神药品具有特殊性，必须加强其管理。病区申领麻醉药品和精神药品须由护士凭专用处方至出院窗口领取，如领取的药品属于注射剂或透皮贴剂，须将空瓶和废贴一并带回，并填写登记相应信息，其中包括日期，病区，药品的名称、规格、数量，以及批号、送回人、签收人、销毁人及销毁方式等。如果是首次使用，应在处方上注明"首次使用"。

四、高警示药品的发放与运送

高警示药品是指一旦使用不当发生用药错误，会对患者造成严重伤害，甚至危及生命的药品。药房在调配发放高警示药品时严格执行"四查十对"、双人复核发药制度。高警示药品使用印有"高警示药品"字样的黄色塑料袋单独打包，装入物流小车运送至病区。成品输液中的化疗药及肠外营养液均单独打包发车，避免被其他药品挤压而破损。

五、冷链药品的发放与运送

冷链药品是指对药品贮藏和运输有冷藏、冷冻等温度要求的药品。病区申领冷链药品，中心药房通过冷链物流小车传输系统运送至病区，护士验收并置于冰箱中储存。冷链物流小车内放置温度记录仪，记录药品运输过程中的温度信息，保障冷链药品运输安全。物流运输温度记录仪保证了冷链管理系统中可靠且有效的温度监控过程，全程追溯，数据不断链。温湿度监控系统为药品冷链物流仓储运输各环节提供基于物联网技术实时采集、记录并上传药品在运输过程中的温湿度和位置信息至冷链安全管理平台，用户可通过管理平台网页端进行查询，应用程序随时对药物进行实时监测和历史数据分析，以保证药品在运输过程中的质量安全。

第三节　病区备用药品管理

临床上，为了保证患者用药的及时性，各病区都根据各自的专业特点备存一些不同种类的药品，包括抢救用药、毒性药品、麻醉药品及少量患者临时使用的常用

普通药品，其目的主要是为救治危重患者赢得宝贵时间，在患者病情突变时保证临时医嘱可以得到及时有效的执行。

一、病区备用药品概述

病区药品直接影响患者的治疗效果及身体健康，对其进行科学规范的管理尤为重要。只有加强监管，制定相应的管理制度，使病区备用药品的管理制度化、规范化，才能保证药品质量及医疗安全。

二、病区备用药品的管理

（一）制定统一的管理规范

参照《药品经营企业质量管理规范》的相关管理规范，依据卫计委《医院管理工作制度》《医疗机构药事管理条例》，结合医院病区药柜的特点制定相关操作规范或管理要求，使病区备用药品的管理规范化、制度化，这是保证药品质量、减少药物造成医疗事故的基本要求。

（二）制定合理的备用药品品种和基数

医务处会同护理部和药学部，以满足抢救和一般应急治疗为目的，兼顾共性和特殊性制定符合相应病区的备用药品目录和基数。目录内容包括药品的通用名、商品名、规格、给药途径及使用注意事项等。建立病区备药检查表，并报医院药事管理部门审核，定期调整。

（三）强化药品有效期管理

坚持"班班交接"原则，严格做好交接班记录。专管人员对平时交接班情况做好监督工作。落实"定期检查"原则，药学部人员每月到病区将该病区备用药品全部检查一遍，对于近效期的药品给予提醒，做好相应的登记，并通过报告的形式反馈给护理部，以保证病区备用药品质量。

（四）应用自动化智能药柜管理

自动化智能药柜是一种为医院设计的分散的药物储存设备，设立在病区护士站，由计算机精确控制药物的储存，记录并追踪药品的发放。智能药柜具有复合模块抽屉、指纹开锁、自动填写批号时保存有效日期、出药清单批量打印、药品每天限量领取、打印红处方、待机界面添加普通药盒一键开锁、更改处方格式、添加监控摄像头、监控每支药品出药的位置和取药人等功能。

通过实施信息化流程管理，智能药柜对病房基数药品实现更严格的库存管理，对入库、盘点、退库、报损、领用等业务进行计算机智能化管理的全覆盖，并实时进行电子记录；库存相关业务操作需要指纹和密码登录验证，其中入库、盘点、退库、报损等关键业务均须进行二次核对，减少人为操作失误导致的库存问题，保障了病房基数药品有效期和库存安全，提高了工作质量。中心药房通过基数药品的计算机智能管理，为不同品种药品定制库存上限、下限量，系统根据上下限实现自动调节，减少了病房基数药品库存总量；有效期预警技术手段的使用，减少了药品过期造成的浪费；智能化的信息系统支持，配合智能药柜的使用，使所有业务均须通过信息化密钥验证审核，减少和限制了药品丢失等，从而降低了医院的运营成本。

病区备用麻醉药品严格执行"五专"管理制度，包括专人负责、专柜加锁、专用账册、专用处方、专册登记，实行严格的交接班制度。同时，对病区护理人员进行麻醉药品和精神药品管理培训并考核。病区按《麻醉药品和精神药品管理条例》规定，严格执行双人取药制度和进行未用完麻醉药品的处理记录。应用智能药柜完善病区备用麻醉药品管理，对麻醉药品达到更加严格有效管控的同时，提升了工作效率和医疗服务质量。

制定病区高警示药品管理制度，高警示药品抽屉粘贴醒目标识，取药时智能药柜自动语音提示"高警示药品，请注意核对"。同时，对病区护理人员进行高警示药品相关知识培训，通过组织学习、晨会提问、请临床医生或药师讲课、阅读药品说明书等，让护理人员熟悉高警示药品的使用，提高其对风险的防范意识，主动参与对高警示药品的管理。此外，高警示药品使用时应经双人核对。

自动化智能药柜的应用，不仅将药品管理延伸至病人床旁，还真正实现了医院数字化管理，降低了护士工作强度，提高了工作效率，降低了患者用药风险，减少了医患纠纷。全方位、规范化的备用药品的管理，特别是毒麻药品和高警示药品的管理，符合医院信息化管理的发展趋势，有利于提高医院的医疗质量和医疗安全，实现药品效期管理的科学化、信息化，提高了医院整体药事管理水平。

三、病区备用急救药盒的管理

药学部建立中心药房急救药盒管理系统，根据临床需要设置急救药盒的品种、规格及数量，统一药品摆放位置，急救药盒内药品由药师摆放，药师打印标签贴于药盒上方，标签信息包含药品的品规、数量、批号及有效期，并在高警示药品的名称旁添加标识，双人核对并盖章，标明药盒制作日期，最后用一次性扎带密封好发放至每个病区，急救药盒与病房绑定（图4-3-1）。

病区如有拆封使用，应至中心药房换取新的急救药盒，将消耗的药品提交医嘱，并登记相关信息，包括病区、消耗药品、领用人和领用日期等。药师检查急救药盒内所有药品后，补齐数量，更新每种药品至最远有效期，并在急救药盒管理系统更新信息，急救药盒内置芯片同步更新，打印标签，双人核对，用一次性扎带密封好待用。

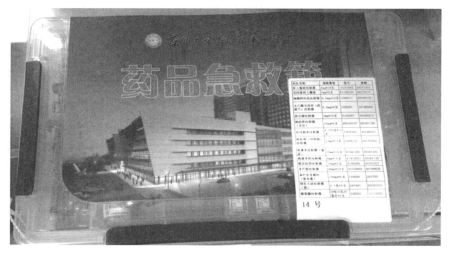

图4-3-1 病区急救药盒

当急救药盒药品库存发生变化时，病区护士可在急救药盒管理系统查询界面上查询库存数与实物是否一致，也可查询药品有效期，还可以在患者使用急救药品菜单中查询，以便于了解患者的抢救用药情况。

急救药盒管理系统的使用实现了急救药盒管理的电子化、全程化。中心药房可以查看所有急救药盒内药品的信息，病区可以查看相应病区急救药盒内药品的信息。同时，中心药房药师每月至所有病区检查急救药盒，检查封口是否完整，药品有效期是否合格，若存在近效期药品则提醒病区及时至药房更换。急救药品由药师集中管理，有利于充分发挥其专业优势，使药学服务不断向科学化、规范化、信息化方向迈进。急救药盒的应用实现了病区备用急救药品的统一管理，保证了临床急救用药的安全和有效，具有十分重要的意义。

第四节 药品专项管理

医院药品管理作为医院管理的一项重要内容，对提高医院的整体管理水平具有重要意义。为了加强对药品使用过程中的质量控制，更好地贯彻以患者为中心的服务理念，切实提高患者用药的安全性，中心药房对药品效期、高警示药品、麻醉药品和精神药品、冷链药品、相似药品实行专项管理。

一、药品效期管理

药品的有效期是指药品在规定的贮藏条件下能保持其质量不变的使用期限，超过有效期的药品效价会降低，质量会发生变化，甚至毒副作用会增大。药品即使是在符合贮藏规定的条件下储存，其质量符合性的保持时间也是有限度的。一般情况下，有效期不足 6 个月的药品，即为近效期药品。《中华人民共和国药品管理法》规定，超过有效期的药品均按劣药论处，禁止销售和使用。药品有效期是反映药品内在质量的最基本和重要指标之一，直接关系患者的用药安全。

中心药房采用 PDA 扫码入库的形式，在药品验收的同时，药品的相关信息已自动录入系统，包括药品名称、规格、数量、批号、效期等，对药品的效期管理起到了重要的作用。

（一）药品的摆放

PDA 扫码入库时，入库药品信息将与在库药品进行比对，如果入库药品批号、效期与在库药品不同，PDA 即有预警提示，按照"先进先出、近期先用"的原则，将药品运送至相应的二级库，根据预先系统设置的货位进行合理摆放。

（二）药品的补充

当自动发药机补药系统提醒补药时，药师在补药界面选中待补药品信息，自动发药机自动获取二级库药品的批号、效期和数量信息，按照"近期先用"原则打印补药单，同时扣减二级库相应药品库存并更新，药师严格按照补药单信息进行补药。

（三）药品的效期核查

药品效期的核查工作，每月一次，全员参与，并进行效期登记。不仅如此，近效期药品信息实时更新，并于电子屏幕中滚动提醒。

在每月一次的效期核查工作中，系统将针对每个药品自动生成该药品的在库批号、效期和数量清单。药师根据清单对该药品所有储位进行核查，发现有异常时，及时记录和更新。

药师将有效期在 6 个月以内的近效期药品信息进行汇总，生成报表，反馈给一级库并公示，一级库根据各个药学部门的信息，给予综合反馈意见。近效期药品实行分仓位管理，同时在其储位做好标识，机器自动发药时，优先调配效期相对较近的药品。应用软件系统对库存药品的有效期进行自动跟踪和管控，当调配、发放药品为近效期药品时，系统自动报警提示，超过有效期药品被自动锁定，杜绝过期药品流出。调配近效期药品时应保证该药品在有效期内可以使用完毕。

（四）退药验收

由病区退回的药品，通过 PDA 扫描退药单条码，按照扫码信息仔细核对药品名称、规格、批号、效期、数量，当发现药品信息与 PDA 扫描信息不符时，药师有权拒收。若核对无误，退药成功，PDA 将自动匹配该药品的批号和储位，并自动更新库存，药师则根据 PDA 信息将药品放置相应的储位。若退药中存在近效期药品，

PDA 自动报警提示，并自动纳入软件系统的有效期跟踪，实现效期的闭环管理。

（五）滞销药品

滞销药品是为全面反映药品积压情况而人为定义的概念，根据各个医院的实际情况可有不同的定义，但均以库存量及一定时间区间内的用量为依据。中心药房把3 个月不用或用量极少的药品作为滞销药品。药房库存管理系统对包括病区智能药柜在内的所有区域每月统计分析，自动生成当前滞销药品，每天自动跟踪滞销药品的实时状态，如每日消耗、当前库存、批号及有效期等。

（六）其他

由于设备因素导致的药品多出或少出的问题，会造成发药设备中药品数量不完全准确的情况，因此，发药设备会每日定时自动盘点，药师对多出的或少出的药品进行临时调整。

二、高警示药品管理

高警示药品最早由美国药品安全使用协会（Institute for Safe Medication Practices，ISMP）在 2001 年提出并给予了明确定义，是指若使用不当会对患者造成严重伤害或死亡的药品。其特点是出现的差错可能不常见，但一旦发生则后果将非常严重。

高警示药品用药差错的发生是由潜在的危险因素导致的，是可以预防和控制的。因此，只有从系统层面上找出高警示药品各个环节存在的风险因素并制定相应的实施策略，才能从根本上规范高警示药品的管理，保证用药安全。为此，中心药房建立了高警示药品管理模式，涉及目录制定、标识与储存、医嘱开具、医嘱审核、调配与使用、用药后监测等多个重点管理环节。

（一）高警示药品目录的制定

高警示药品目录的制定是高警示药品管理需要解决的首要问题。ISMP 会定期更新并发布高警示药品目录，各医院根据 ISMP 发布的目录和中国药学会医院药学专业委员会高警示药品推荐目录制定适合本院实际的高警示药品目录，经医院药事管理与药品治疗学委员会审核后生效，每年根据药品信息更新发布。

高警示药品根据其安全级别进行"金字塔"式分级管理，按照可能造成不良后果的严重程度从高到低分为 A、B、C 三个等级。A 级是指使用频率高，一旦用药错误则患者死亡风险最高的药品；B 级是指使用频率较高，一旦用药错误则会给患者造成严重伤害的药品，其给患者造成伤害的风险等级较 A 级低；C 级是指使用频率较高，一旦用药错误则会给患者造成伤害的药品，它给患者造成伤害的风险等级较B 级低。

（二）高警示药品的标识与储存

高警示药品应标识清晰、专区储存，以减少高警示药品相关不良事件的发生。

对此，药房建立全院统一的高警示药品专用标识，张贴于高警示药品所有储位，并对所有药师进行培训与考核，确保全部药师熟悉掌握。此外，药房要对高警示药品进行专区存放，对相似药品进行物理隔离。A 类高警示药品设置专门的储存药架或药柜（抽屉），不得与其他药品混合存放。

（三）高警示药品的医嘱开具

医嘱开具环节是高警示药品管理的源头，利用信息化手段可以极大地减少用药差错的发生。医师在开具高警示药品前，须严格核对患者年龄、性别及诊断、并发症等信息，充分了解高警示药品的适应证、用法用量、给药途径和相关不良反应等，有确切适应证时方可使用。在医院信息系统中对普通药品和高警示药品进行标注和区分，高警示药品名称前添加特殊符号进行警示。同时，医生开具医嘱时，医院信息系统会自动提醒医师该药品为高警示药品，须谨慎使用，做到医嘱源头警醒提示。药房审方系统对高警示药品的给药剂量（或极量）、给药途径、给药频率、给药速度、配伍禁忌等关键风险因素进行智能审核，并根据严重程度进行提醒或拦截，从而将高警示药品潜在的、可能导致严重后果的用药差错扼杀在萌芽状态，提高用药的安全性。

（四）高警示药品的医嘱审核

良好的药品管理应包括对处方或用药医嘱的两次审核。其中，第一次审核在用药医嘱或处方开具后进行，审核药品对患者及其临床需求的适宜性；第二次审核是根据开具的处方或用药医嘱，在给患者用药前进行核对确认。医院信息系统实现患者信息的互联互通，通过智能医嘱审核，建立药品的闭环管理。通过建立智能化的审方平台，将审方所需的电子病历系统、实验室信息管理系统、电子用药记录等内容嵌入审方平台；同时，将患者的诊断、身高、体质量、妊娠、哺乳、肝功能、肾功能、过敏史等关键信息与临床用药决策支持系统的药品知识库进行对接，通过查询、计算、警示、限制、拦截等手段进行智能化审方。在审方平台上，审方药师可以对不合理的用药医嘱或处方进行直接干预，将其退回医师站并在医师医嘱开具界面进行提醒。上述医嘱审核的闭环管理，提高了审方的工作效率和用药的安全性。

（五）高警示药品的调配与使用

医院应建立安全调配药物的系统，以确保在正确的时间把正确剂量的药物发放给正确的患者。中心药房接收到高警示药品的医嘱时，要与普通药品进行区分，如采用红色字体等，提醒药师格外警惕。高警示药品标签和申领单的打印格式与普通药品也要有所不同，如加特殊标识等。调配高警示药品时，发药系统界面同时做到弹窗提示，再次提醒药师对高警示药品的关注。高警示药品在调配时严格执行"四查十对"，实行双人复核，以减少差错的发生。

给药环节是避免用药差错发生最关键的环节。建立 PDA 扫描给药系统，从而保证给药对象的正确性；同时，PDA 扫描系统可以实时记录给药者、给药开始时间、给药结束时间等关键信息，以便进行监测和追溯。对于高警示药品的出院带药患者教育，药师须明确提示患者所用药品属于高警示药品，并针对该药品的风险点进行充分的用药教育，主动提供用药宣教单及用药咨询联系方式，以保障患者用药安全。

（六）高警示药品用药后监测

用药后应监测药物对患者症状或疾病所产生的效应，并依据监测结果对药物剂量或药物品种进行调整，当发生药物不良反应时应及时记录与上报。

（七）危害药品的自动化调配

随着技术的进步，越来越多的智能化系统与设备已进入药房领域。智能配药机器人能同时处理西林瓶与安瓿，相较于人工，智能静脉用药调配机器人在精准度、一致性、安全防护和综合效能等方面有明显优势。静脉用药自动化调配已成为药房未来的发展方向。

由于抗肿瘤药物可以通过消化道、皮肤黏膜及呼吸道等进入人体，而大部分抗肿瘤药物都具有较强的致癌性和致突变性，所以调配抗肿瘤药物的药师和护士常暴露于多种职业危害因素中。近年来，随着对职业防护的重视，智能配药机器人的垂直层流、内部局部百级洁净度与持续负压的调配环境和调配过程中的全密闭状态，使调配人员和药物完全隔离，配药时产生的有毒微粒气体、气溶胶和气雾会及时被高效过滤活性炭吸附处理后安全排放到大气中，医疗废物自动丢弃处理，完全杜绝了操作人员接触污染物，将职业暴露风险降到最低，减小了对调配人员的职业危害。

用药安全是患者安全的目标之一。创造高效、合理的抗肿瘤药物调配条件，提升药物调配效率，对于提升医院药事管理水平意义重大。机器人具有多方位自动检测程序，贯穿整个调配流程。系统在调配前会检测药品是否漏放或多放，通过对药瓶的外形轮廓识别确认是否放置了正确的药品。调配过程中，所有药品的溶解剂量、模式和溶解时间都会储存到服务器上。通过前期大量数据的分析测试，得出各种药物的最佳溶解时间，确保药品被充分溶解。同时，机器人可通过识别药瓶内液面的位置来判断药液是否被正确地抽吸，对于抽吸异常的情况会提示用户确认，确保药品正确调配。整个调配过程有数字视频监控系统对调配的关键过程和位置进行实时监控，提升药品冲配精准度，减少药品调配残留、配制污染和配药差错。

应用智能静脉用药调配机器人可以减少药师和护士的工作量和工作强度，提高工作效率，优化职业防护，提升药品调配质量，减少配药差错。

（八）细胞毒药品的溢出处理

根据细胞毒药品溢出物的体积或剂量分为少量溢出、大量溢出和特大溢出。少量溢出是指溢出物的体积≤5 mL 或剂量≤5 mg；大量溢出是指溢出物的体积＞5 mL 或剂量＞5 mg；特大量溢出是指溢出物的剂量＞150 mg。在生物安全柜内发生少量溢出时，须及时更换一次性垫布。在调配间或其他区域发生溢出时，按以下步骤处理：

（1）疏散人群，拿出溢出包（图4-4-1），放置警示牌。较大面积溢出时，视情况关闭空调系统。

（2）处理人员依次穿戴 N95 口罩、一次性防护衣、护目镜、鞋套和双层一次性无粉乳胶手套。

（3）如果药液溢出，用足量的纱布全面覆盖药液，迅速吸干；如果药品粉末溢出，迅速用湿的吸收性好的垫子或湿纱布覆盖在粉状药品之上，以防止药品进入空气。

（4）使用一次性镊子收集利器与纱布至利器盒，密闭利器盒。

（5）将药品完全除去后，对药品溢出地点先用清水冲洗干净，再用清洁剂洗三遍，最后用清水冲洗干净。

（6）将所有被污染的物品及用来清洁药品的物品置于自封袋中，和利器盒一起丢弃于第一层医疗废弃物垃圾袋中并封口，再丢弃至第二层医疗废弃物垃圾袋并封口，最后置于细胞毒性废物专用一次性防刺容器中，并贴上"医疗废弃物"的标签。

（7）及时做好登记工作，记录药品名称、溢出量、溢出如何发生、处理溢出的过程、暴露人员等。

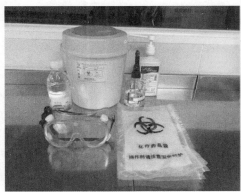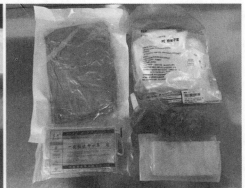

图4-4-1 危害药品溢出处理包

三、麻醉药品和精神药品管理

麻醉药品是指连续使用后易产生身理依赖性、能成瘾癖的药品，包括阿片类、可卡因类、大麻类、合成麻醉药类及其他易产生依赖性的药品与药用原植物及其制剂。精神药品是指直接作用于中枢神经系统，使之兴奋或抑制，连续使用能产生依赖性的药品。依据精神药品使人体产生依赖性和危害人体健康的程度，精神药品分为第一类精神药品和第二类精神药品。

医疗机构内的麻醉药品按照国家《医疗机构麻醉药品、第一类精神药品管理规定》《麻醉药品、精神药品处方管理条例》《麻醉药品临床应用指导原则》等实行人性化使用和规范化管理。

为促进医院麻醉药品与精神药品管理的规范化和信息化，中心药房应用智能麻醉药品和精神药品信息化管理系统，实现麻醉药品和精神药品入库、出库、在库、使用全程信息化管理、可视化管理、账册电子化管理、处方电子化管理等，借助信息化技术实现此类药品在医院流通全过程管理，使麻醉药品和精神药品的使用更加先进、高效及规范。现将麻醉药品和精神药品信息化管理体系的方法建立及运行成效介绍如下。

（一）处方电子化在线审核，保证处方合格率

应用麻醉药品和精神药品信息化管理系统，对流程优化再造，设计好的麻醉处方模板嵌在医院信息系统中，即医生只需在医院信息系统医生工作站开具电子医嘱，该患者的姓名、处方所需的前记信息便会自动导入，形成带编号的电子处方，药房工作系统实时收到处方，药师进行审核，并将审核信息反馈给医生，医生打印处方同时手工签名并盖章，交给护士至药房取药，药师对照电子编号确认并计价调配。麻醉处方信息自动填充，打印的麻醉处方内容完整、规范，医生只需在打印处方上签名并盖章。麻醉药品和精神药品信息化管理系统的应用，将医生从烦琐的处方书写工作中解放出来，有效地提高了工作效率，同时，提高了药师的审方效率，药师可以在线看到生成的电子处方，在线审核反馈，保证了临床用药的及时性，处方合格率也大幅提高至100%。

（二）账册电子化，保证账册的准确性

麻醉药品账册管理主要有麻醉药品入库、出库、库存每日及每月账册。麻醉药品处方登记表，需要精确到批号，详细记录麻醉药品从采购到使用的全过程，便于账药管理和使用追踪。传统的账册管理由手工登记，需要药师手工建日、月消耗账，工作烦琐且易发生错误。为此，通过信息系统存取每日、每月药品的入库、出库、库存，形成麻醉药品日、月消耗电子账册，调取处方的详细信息，形成处方登记表，详细准确地记录麻醉药品的入出存及临床使用情况，做到账册准确可靠。账册电子化，既保证了账册的准确性，又减轻了药师工作强度，极大地提高了工作效率。

（三）流通环节准确定位，监测信息反馈迅速

信息化监管可全面监管中心药房的麻醉药品动态情况及病区智能药柜的麻醉药

品的品种数量及批号，如麻醉药品病区智能药柜分布明细表，病区麻醉药品使用日、月明细表，单品种麻醉药品使用日、月明细表，某批号麻醉药品使用日、月明细表等。所有品种、批号、部门的麻醉药品使用和管理情况，均能准确及时追踪，麻醉药品全流程实行网络化动态监控，可实现监控麻醉药品一针、一片流向精确到批号的目标。

智能麻醉药品和精神药品信息化管理系统，借助信息化技术实现了麻醉药品和精神药品从药房至患者的全过程、各环节可控可视管理，提高了医院的药品管理效率和准确度，从而提高了麻醉药品和精神药品的管理质量。

四、冷链药品管理

冷链药品是一种对温度有很强敏感性的药品，贮存和运输过程中的温度变化超过规定范围会对此类药品的质量稳定性造成严重影响，因此，冷链对于保障此类药品质量至关重要。

（一）冷链药品的验收入库

冷链药品进入二级库待验区，验收项目同普通药品验收，采用 PDA 扫码入库，自动增加库存；通过温度记录仪自动监测药品运输过程中的温度信息，打印温度控制记录，留存待查。此外，验收人员验收冷藏药品时，应尽可能缩短验收时间，一般在 30 分钟内完成，验收结束后立即放入智能冰箱中保存。

（二）冷链药品的院内流通

院内冷链药品应用冷链物流小车运输，配备温湿度监测设备，通过温度记录仪自动监测药品运输过程中的温度信息，实时监测药品温度，发生异常时自动报警，病区护士和中心药房药师通过手机应用能同时接收报警信息，及时启动应急预案。

（三）冷链药品的摆药与调配

为保证冷藏药品全程化冷链管理，中心药房冷藏药品不拆零，药师根据每日冷藏药品汇总单取药，摆药完成后，冷藏保存，在调配前取出。

（四）冷链药品的日常监控

智能冰箱冷链监测模块实时监测药品温湿度信息，通过温湿度监控平台及手机 APP 实现对冷藏药品的 24 小时全天候温度监控，一旦超出规定范围，自动报警，药品管理人员查找原因，及时处理。药品管理人员每日记录温度，发现异常及时处理，2 小时后复测并记录。各级部门应建立停电等突发事件应急预案。

五、相似药品管理

保障药品的安全合理使用，防范用药差错是保护患者健康的必要手段。然而，临床用药差错时有发生，据统计，相似药品导致了临床约四分之一的用药差错事件，给临床用药造成了极大的不便。加强对相似药品的管理对于减少用药差错、保障患者用药安全显得尤为重要。

（一）相似药品的相关知识

我国《处方管理办法》第16条规定，同一通用名称药品的品种，注射剂型、口服剂型各不得超过2种，处方组成类同的复方制剂1～2种，因特殊诊疗需要使用的其他剂型和剂量规格药品的情况除外。同一通用名称不同品规的药品称为"一品双规"药品。

看似听似（look-alike and sound-alike，LASA）药品是指读音或名称极为相似，作用机制、适应证、用法用量、不良反应等却不尽相同的药品。常见LASA药品类别有"看似"药品和"听似"药品（图4-4-2）。

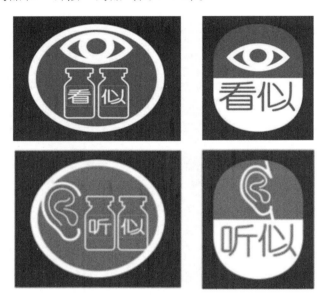

图 4-4-2　相似药品警示标识

"看似"药品是指药品的标签及外包装颜色、格式等有一定程度相似的药品，可以分为药品名称（商品名与通用名）"看似"的药品与药品包装"看似"的药品两种，二者均易导致用药差错事件。"听似"药品是指读音或名称极为相似的药品，可以分为通用名"听似"的药品、商品名"听似"的药品及商品名与通用名"听似"的药品三类。

（二）相似药品的管理

目前，我国药品监管机构对相似药品尚无明文管理规定，但部分医疗机构已经开始对医疗机构内部的相似药品进行规范化管理。为加强对相似药品的管理，保障患者的用药安全，中心药房对相似药品做了如下规定。

1. 建立相似药品信息册

由专人对药品信息进行整理，对外观、药名、规格、生产厂家相似的药品进行归类，并制成信息册。指定专人负责对信息册内容进行维护和更新。如有新药上架，则有专人负责对新药说明书组织学习，进行解读，并与相似药品进行区分。

2. 组织药师学习相似药品的相关知识

定期组织药师学习相似药品的相关知识，使其掌握相似药品的种类、摆放原则、调配时需要注意的事项等。向药师介绍日常工作中因药品相似而导致的药品调配差错事件，分析导致调配差错事件出现的原因，并提出防范措施，对其培训后进行考核，避免在日后工作中再次出现类似的差错。

3. 合理摆放和管理相似药品

中心药房的药品种类较多，相似药品的数量较大，仅由一人管理易出现疏漏。因此，可将药房划分为不同区域，每个药师负责管理相应区域，药师在每天上班后，对自己管辖区域内相似药品的数量进行清点，并与系统里的数量进行核对，一旦发现异常情况，及时查找原因，并快速处理。区域内的相似药品分开摆放，不应将相似药品放在相邻位置。相似药品库位粘贴"看似""听似""多规"等警示标识，并于调配系统中设置处方预警系统。在调配过程中采用自动发药机发药，智能药架定位指示，通过智能设备减少人为因素导致差错的可能性。此外，也可在发药窗口设置图片发药系统，辅助药师辨别相似药品。

4. 完善相似药品信息管理系统

中心药房应规范录入药品的信息，做好药品数据库的更新和维护工作，确保药品信息管理系统所提供的药品信息准确。建立相似药品货位信息管理操作规范，对相似药品的摆放、调配等工作进行统一的管理。优化中心药房的电子处方页面。例如，对于通用名相同、剂型相同而规格不同的药品，医生在录入药品信息时加以标注或提示。

5. 加强对拆零的相似药品的管理

相似药品被拆零后，一律使用原包装存放，并及时标注药品的有效期、拆零的时间等。在完成一种药品的拆零、标签工作后，再进行下一药品的拆零、标签工作。对拆零后大小、形状、颜色相似的药品，可在包装盒（瓶）上标注警示标识，并注意将其分开摆放。

6. 在调配相似药品时执行双人复核制度

药师在调配相似药品时，须严格执行双人复核制度。收录病区退回的药品时，也须执行双人复核制度。

第五章 药学服务

药学服务的概念是 20 世纪 90 年代美国学者提出的，是指药师直接地、负责地向患者提供与用药有关的服务，以达到改善患者生命质量的效果与目的。药学服务与传统的配药和药物销售职能有很大的不同，强调以人为中心，促进药物优化，关注患者需求和愿望，强调全过程的药物管理。药学服务的主体为医疗机构药师，通过与患者沟通交流，提供药学专业指导，达到保障患者用药安全、优化患者治疗效果和节约治疗费用的目的，旨在发现和解决与患者用药相关问题。中心药房通过电子信息平台，与临床合作，把药学服务从药房送到病房，送到患者身边，全力提升药学服务质量。本章就中心药房的药学监护与用药教育两方面，对药学服务的内容进行介绍。

第一节 用药监护

用药监护是药师应用药学专业知识向公众（含医务人员、患者及家属）提供直接的、负责任的、与药物使用有关的服务（包括药物选择、药物使用知识和信息），以期提高药物治疗的安全性、有效性与经济性，实现改善和提高人类生活质量的理想目标。用药监护包括三种功能：发现潜在的或实际存在的用药问题、解决实际发生的用药问题、防止潜在的用药问题。

用药监护是与药物治疗相关的服务，在用药监护的实践模式下，药师与患者之间为直接的医患关系，是一对一、面对面的服务。提供用药监护的目的是实现肯定的治疗结果，包括治愈疾病，消除或减轻疾病症状，阻止或延缓疾病进程，预防疾病或症状发生，最终达到提高患者生命质量的目的。用药监护过程中要求药师与其他医务人员（如医生和护士等）密切合作，共同设计、实施和监测治疗方案，最终获得提高病人生命质量的肯定结果。

用药监护的工作内容包括：与医生一起决定患者是否需要进行药物治疗，明确治疗目标，为这一目标设计药物治疗方案（个体化用药），监测患者用药全过程，对药物治疗做出综合评价，发现和报告药物过敏反应及副作用，最大限度地降低药物不良反应及有害的药物相互作用。

住院患者用药监护应贯穿患者药物治疗的全过程，从患者进入病区接诊开始，至转出或离院为止。如患者有转科，再次转回病区后，应重新评估并实施患者监护，至再次转出或离院为止。

用药监护不仅仅涉及药物治疗，药师提供用药监护的具体任务是发现、防止和解决与用药有关的问题。例如：用药指征适宜性，用药剂量、用法、疗程妥当；用药对象适宜性；药师调配无误；病人依从性良好。

医疗机构宜对以下内容进行分析评价，并留存记录：药师可通过比较实施用药监护前后监测指标的达标率、疾病复发率、平均住院日、再住院率、细菌达标率等疗效指标，完成有效性评价；药师可通过评估实施用药监护前后的不良反应发生率、不合格处方发生率、因药物不良事件导致再入院率等指标，完成安全性评价；药师可比较实施用药监护前后患者的用药依从性，完成依从性评价；药师可针对接受过用药监护的患者进行满意度调查，完成满意度评价。

我国目前的临床用药监护工作主要由临床药师开展，调配药师独立参与临床用药监护的经验尚不足，仍处于初始探索阶段。药师应依据用药监护分级标准对患者所需的用药监护服务进行分级。对于特殊专科患者，如肿瘤、血液、儿科等，可酌情调整。

一、抗肿瘤药物患者用药监护

近年来，抗肿瘤治疗领域发展迅速，靶向治疗与免疫治疗日益成为研究热点，但细胞毒性药物治疗依然是治疗恶性肿瘤的主要手段。在临床，始终强调基于循证医学证据的规范化、个体化治疗方案，这是医师、护师的临床实践要求，也是药师进行药学监护的工作目标。抗肿瘤联合化疗用药方法复杂，不良反应较多，临床药师在查房过程中对化疗用药方案、辅助用药进行医嘱审核及用药干预，对住院天数、住院金额进行汇总分析，通过床边教育提升肿瘤患者用药依从性，提高临床用药规范性。

调配药师的临床用药监护工作应当紧紧围绕调配岗位的独特属性开展，不必重复临床药师的工作，开拓调配药师临床实践新模式。中心药房调配岗位包括静脉用药调配中心工作和住院药房药品调配工作。通过静配中心进行统一调配的成品输液，静配中心药师可以继续延伸成品输液在临床中的使用情况，关注成品输液在临床的具体应用，关注患者以何种方式、在何种条件下进行用药，关注序贯滴注时的先后顺序是否正确，对放置稳定性有要求的成品输液是否被及时给予等。尤其是细胞毒性药物，当临床在用药过程中发现了不良反应或发生不良事件，向静配中心药师进行咨询时，当静配中心药师在临床对肿瘤患者进行用药监护时，如何在医生、护士繁忙的工作中与他们进行有效的信息沟通，并同时给出建议，是对调配药师提出的要求。在此过程中，药师应与医生、护士、患者及家属进行良好而有效的沟通，避免发生纠纷。

（一）与医生沟通

调配药师与医生进行沟通时，重点关注肿瘤患者的化疗方案及辅助用药，主要内容包括肿瘤患者化疗方案的适宜性、用法用量、患者出现不良反应时的案例分析等。表 5-1-1 为药师与医生沟通用药监护表。

表 5-1-1 药师与医生沟通用药监护表

病区：		填报人：			日期：	
住院号：	床号：	姓名：	年龄：	过敏史：		
临床诊断：						
历次住院化疗用药史：						
本次住院化疗用药详情：						
用药适宜性分析：						
不良反应：	□无					
	□有		建议处置方式：			
			医生是否采纳：		□是 □否	

（二）与护士沟通

药师在进行抗肿瘤药物临床监护的实践过程中，大部分要与护士进行交流，重点关注输液滴注的速度与顺序、是否冲管、是否避光、室温下放置的时间、是否发生渗漏等。用药监护时记录患者床号、姓名、年龄等；药品信息方面记录患者当天滴注的静脉输液种类、滴注顺序、滴注时间、预处理的时机等；评估该患者抗肿瘤药物预处理时机、静脉输液滴注顺序、持续时间、选择的用药通路是否合理，对不合理给药方式进行干预及提出建议。表 5-1-2 为药师与护士沟通用药监护表。

表 5-1-2 药师与护士沟通用药监护表

患者姓名： 住院号：	临床诊断：
病区： 床位： 医生：	身高： 体重：
治疗方案：	体表面积： 周期： 剂量：
药物过敏史/药物警告 □无药物过敏史/药物严重毒副作用 □有，请列出：	
患者情况：P：/min BP：/ mmHg T：℃ Scr（肌酐）：μmol/L Ccr（肌酐清除率）mL/min AST：U/L ALT：U/L WBC：10^9/L NE：10^9/L	

时间	药物/剂量/频率 稀释方法/途径		调配时间	给药过程 （是：打"√"，否：打"×"）					
				冲管	水化	避光	给药顺序	漏液	备注
开始	□可选择	盐酸帕洛诺司琼注射液 0.25 mg 用化疗药之前 30 min 内	IV						
停止									
开始	□可选择	托烷司琼粉针（纾吉） 5 mg 加入 100 mL GS/NS 注射液，用化疗药之前 30 min 内	IV drip						
停止									
开始	□可选择	盐酸阿扎司琼注射液 10 mg 加入 40 mL NS 注射液，用化疗药之前 30 min 内	IV drip						
停止									
开始	□可选择	格雷司琼针 3 mg 加入 20 ~ 50 mL GS/NS 注射液，用化疗药之前 30 min内	IV						
停止									
开始	盐酸地塞米松注射液　mg 用化疗药之前 30 min 内		IV						
停止									
开始	地塞米松片　mg		PO QD						
停止			PO QD						
开始	奥美拉唑注射液　mg		IV						
停止									
开始	×××注射液　mg（mg/m²） 加入　mL GS/NS 注射液		IV drip × × min 滴速： × × mL/h						
停止									
开始	×××注射液　mg（mg/m²） 加入　mL GS/NS 注射液		IV drip × × h 滴速： × × mL/h						
停止									
记录任何不良事件：									
干预及建议：									

（三）与患者及家属沟通

临床药师应主动与患者沟通，使患者了解化疗治疗的特殊性并对可能出现的毒副反应做好心理准备，从而防止患者出现紧张心理。毒副作用是化疗中必然会出现的不良反应，但是不能因此拒绝化疗，要让患者了解化疗是延缓病情、延长生命周期的重要方法，使他们建立信心，积极配合治疗，从而提高治疗效果与生活质量。选用柔红霉素、表柔比星治疗的患者，1～2天后会有红染尿液出现；针对服用铋剂的患者，要注意黑便的出现；针对选择多西他赛、紫杉醇、奥沙利铂治疗的患者，必须准确控制滴注速度；针对选择刺激性较强的药物实施静脉注射液的患者，要提前告知患者注射液部分会有渗出或者疼痛表现，叮嘱患者只要出现异常表现，马上告知医生进行处理。除此之外，还应做好饮食方面的教育，指导患者选择维生素含量高、热量高、蛋白高的食物，保证营养的充分补充，确保机体状态稳定，从而提升患者对于化疗的耐受性。

药师进入病房时，一定要先轻声敲门，然后进入病房走向需要关注的患者。与患者沟通的过程中，首先介绍自己来自药学部，是来关注该患者的静脉输液使用情况的；其次仔细查看并记录患者的静脉输液巡视卡，观察静脉输液的滴注情况，看看是否发生漏液、渗漏等情况；最后对患者当日滴注的抗肿瘤药物有关注意事项进行用药交代，并询问是否发生恶心、呕吐、便秘、腹泻等不良反应；同时回答患者对用药相关的疑问，结束后对接受用药监护的患者进行满意度调查，完成满意度评价。表5-1-3为药师与患者沟通用药监护表。

表5-1-3 药师与患者沟通用药监护表

姓名：	性别：	年龄：	住院号：	填写日期：
入院诊断：				
出院时情况：	治愈□ 好转□ 自动出院□ 其他□			
患者化疗用药情况：				
患者用药过程中注意事项：				
患者用药咨询：有□ 无□ 咨询内容：				
满意程度：很满意□ 一般满意□ 不满意□				

二、肠外营养液用药监护

临床营养支持治疗分为肠外和肠内两大途径。当患者胃肠功能严重障碍时，肠外营养可以提供机体所需的营养物质，促进患者康复，改善患者预后。近年来，肿瘤患者的营养支持治疗受到持续关注。

肠外营养支持的药学监护主要包括监护患者疾病状态、生理状态的变化，核实营养制剂的具体使用情况，如输注途径、时间，患者耐受情况，不良反应的发生，营养支持并发症的发生等。一旦胃肠道情况允许，尽早开始肠内营养支持。监护患者生命体征、出入量及其他生化指标（主要包括肝肾功能、电解质、血糖、血脂、血常规等）的动态变化，指导肠外营养方案调整，监护肠外营养相关并发症。监护患者是否发生导管相关感染（感染指标如体温、白细胞计数、中性粒细胞比值、降钙素原定量、血培养等的变化趋势、血栓栓塞或代谢型并发症）。

药师可以借助建立肠外营养（PN）信息化审核和药学监护系统（简称 PN 信息系统），协助药师实时高效审核并监护 PN，减少不合理医嘱的同时，密切关注患者的疾病变化状态。图 5-1-1 为肠外营养信息化审核和药学监护系统界面。

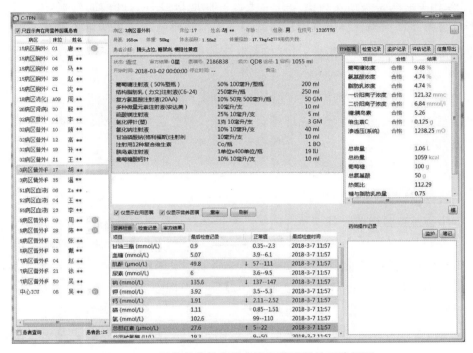

图 5-1-1　肠外营养信息化审核和药学监护系统界面

（一）患者生化指标

药师根据药学监护信息化系统获取患者营养状态的实验室检查指标，如白蛋白、转铁蛋白、视黄醇结合蛋白、前白蛋白等指标的情况，并了解其代表的营养状态含义。了解肝功能、肾功能、血脂、血常规等生化指标，并会解读营养相关含义。

（二）肠外营养监护与并发症

肠外营养监护包括患者体重变化、出入量、耐受情况、实验室检查值、营养状况指标的变化、水化情况、营养缺乏或过量的表现、用药情况。

肠外营养并发症包括气胸、空气栓塞、导管堵塞，高血糖症、低血糖症、高甘油三酯血症、电解质紊乱、必需脂肪酸缺乏、肾前性氮质血症、胆汁淤积、胃肠萎缩、导管相关性感染。

（三）临床营养与相关药源性疾病

药物性肝损伤是最主要的药源性疾病之一，肠外营养组成中的脂肪乳、磷酸盐可能因脂肪变性而引起肝损伤；脂肪乳也可能会因引发肝静脉栓塞而导致血管性肝胆疾病；PN 或肠内营养（EN）因热量过量而增加二氧化碳产生，引起药源性酸中毒等。

（四）PN 相关肝病

PN 相关肝病是一组疾病谱，有单纯性肝脂肪肝变性、肝内胆汁淤积、胆囊结石、肝纤维化，严重者最终可发展成肝硬化、门静脉高压或终末期肝病等。判断的依据有实验室肝酶等生化指标。PN 相关肝病一般与 PN 的持续应用时间相关，多在 PN 或 EN2～4 周后，在长期 PN 者中很常见。

PN 配方不合适是药师需要关注的与 PN 相关肝病有关的要素之一，如：营养不完全；三大营养素配比不合理，即不含脂肪乳，缺乏必需脂肪酸，葡萄糖供能超过人体最大氧化率。

（五）PN 相关肝病的防治

预防和治疗 PN 相关性疾病的措施是及时识别、清除风险因素，减少诱因，注意合理用药、适时停药，合理营养治疗，尽早恢复饮食或肠内营养。

合理的 PN 是选择和设定合适的制剂、配方、剂量、持续应用的时间和输注方式，根据个体代谢能力选择合适的脂肪乳和剂量，根据血脂、血糖水平和肝功能合理配置糖脂比和热氮比，避免过度喂养，对临床表现隐匿且不具典型性的维生素、矿物质和微量元素缺乏，对较长时间饮食摄入不足或营养不良者宜常规补充，小于 24 小时的 PN 循环输注是更接近于正常饮食模式下的生理变化。

三、案例分析

1 例食管癌术后吻合口瘘合并急性肾损伤患者营养支持治疗的药学监护

吻合口瘘是食管癌术后最严重、最常见的并发症之一。食管癌术后发生吻合口瘘的患者往往存在高营养风险，且是再喂养综合征的高危人群，而同时合并急性肾损伤则可能使患者出现多种代谢改变，影响机体容量、电解质、酸碱平衡以及蛋白质与能量的代谢，使营养状况持续恶化，病情更加复杂。此时，合理的营养支持方案可以降低机体分解代谢反应，改善重要器官功能及免疫功能，促进患者吻合口瘘愈合，预防再喂养综合征的发生，促进器官功能恢复，提高救治成功率。

患者，男，71 岁，身高 165 cm，体重 50 kg。两个月前行食管癌根治术，病理显示：食管中低分化鳞状细胞癌。出院后，患者乏力纳差，进食后呕吐，未予治疗。半月前出现双下肢水肿，尿量尚可，随后水肿逐渐加重至全身，1周前出现咳嗽咳痰，无发热，经治疗后上述症状缓解不明显，同时出现小便量减少，500～600 mL/d，转入 ICU 治疗。既往无高血压、糖尿病等慢性疾病病史。否认食物、药物过敏史。

入院体检：T 35.6 ℃，P 101 次/min，R 20 次/min，BP 169/65 mmHg；患者神清，精神萎，右胸第4—5肋间可见肿物；两肺可闻及散在干湿啰音；胸腹部可见陈旧性手术瘢痕，移动性浊音阳性；双手杵状指，手背及双下肢水肿。实验室检查：血红蛋白 73 g/L（↓），血小板计数 70×10^9/L（↓），白蛋白 27.3 g/L（↓），钾 2.71 mmol/L（↓），钠 132.7 mmol/L（↓），钙 1.96 mmol/L（↓），氯 85.5 mmol/L（↓），磷 2.75 mmol/L（↑），SCr 477 μmol/L（↑），BUN 31.6 mmol/L（↑）。

入院诊断：食管癌术后；肾功能不全；肺部感染；低钾血症。

营养支持：患者入院后即行右侧胸腔闭式引流、积极液体复苏、抗感染、纠正内环境紊乱等治疗。对该患者进行营养筛查，2002 年营养风险筛查评分为 7 分（危重患者营养风险评分为 5 分），属于高营养风险人群，应予以营养支持，建议暂予肠外营养支持治疗。此外，该患者为再喂养综合征（RFS）高危人群，建议进行阶梯 PN 支持，注意纠正电解质紊乱、补充维生素及微量元素。医生采纳，开具 PN 处方一，入院第 6 天药师建议阶梯式增加能量及氨基酸，营养处方更改为 PN 处方二（图 5-1-2）。入院的第 8 天，造影提示吻合口瘘情况尚可，遂于介入下置入鼻空肠管，并在 PN 基础上加用肠内营养 150 mL，药师建议护士肠内营养 EN 输注宜从低速（20 mL/h）开始匀速泵入，并密切监护患者对 EN 的耐受性，未观察到恶心、腹泻、腹胀、吻合口瘘量增加等不良反应。入院第 9 天，患者肾功能进一步恶化，生化检查：SCr 494 μmol/L（↑），BUN 38.8 mmol/L（↑），较前呈进行性上升趋势，24 h 尿量减少且全身浮肿加重，故给予连续性肾脏替代疗法（CRRT）。药师建议在患者可耐受的前提下，逐渐增加 EN 给予量，医生采纳。入院第 11 天，医生开具 EN 处方二 250 mL，tid（图 5-1-2）。继续密切监护患者各项营养相关指标及肝肾功能。患者精神状态明显好转，瘘量逐渐减少（图 5-1-3），电解质紊乱得到纠正（图 5-1-4），肾功能逐步好转（图 5-1-5），入院第 15 天停止 RRT，转入普通病房继续治疗。

治疗时间	治疗目的	营养方式		总能量 （KCal）	总蛋白质量 （g）
		PN	EN		
d3～d5	1. 吻合口瘘； 2. 预防再喂养综合征； 3. 纠正电解质紊乱	1. PN 处方一：50% 葡萄糖注射液 140 ml、20% 结构脂肪乳注射液 100 ml、复方氨基酸注射液（9AA）250 ml、12 种复合维生素（施尼维他）10 ml、多种微量元素注射液（安达美）10 ml、10% 氯化钾 15 ml、10% 葡萄糖酸钙 5 ml 2. 维生素 B₁ 200 mg 肌内注射	–	536	14
d6～d7	阶梯式增加能量与蛋白质给予量	PN 处方二：50 % 葡萄糖注射液 200 ml、20% 结构脂肪乳注射液 200 ml、复方氨基酸注射液（9AA）100 ml、复方氨基酸注射液（20AA）200 ml、12 种复合维生素（施尼维他）10 ml、多种微量元素注射液（安达美）10 ml、10% 氯化钾 20 ml、10% 葡萄糖酸钙 5 ml	–	902	25.6
d8～d10	逐步过渡至 EN	PN 处方二	EN 处方一：（蛋白质 4.56 g，脂肪 0.54 g，碳水化合物 22.85 g，钾 135 mg）150 ml tid，20 ml·h⁻¹ 匀速泵入	1271	39.3
d11～d12	补充 CRRT 引起的营养物质丢失	PN 处方二	EN 处方二：（蛋白质 7.6 g，脂肪 0.9 g，碳水化合物 38.1 g）250 ml tid，50 ml·h⁻¹ 匀速泵入	1517	48.4
d13～d15	–	–	EN 处方三：（蛋白质 13.12 g，脂肪 1.39 g，碳水化合物 46.08 g）300 ml tid，80 ml·h⁻¹ 匀速泵入	785	39.4

图 5-1-2　医生开具的 PN 处方和 EN 处方

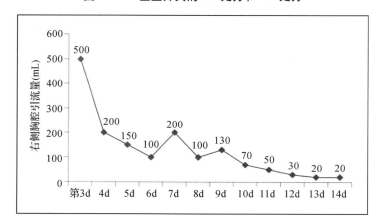

图 5-1-3　患者右侧胸腔引流量的变化情况

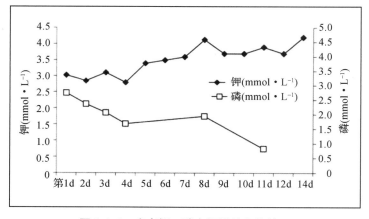

图 5-1-4　患者钾、磷电解质的变化情况

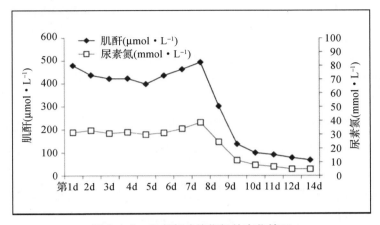

图 5-1-5　患者肾功能指标的变化情况

食管癌术后发生食管-胃吻合口瘘的患者，应根据吻合口瘘大小、瘘量及是否修复选择合适的营养支持方式。结合本病例，患者刚入院时吻合口瘘大小不明确，且胸腔引流液量较多（约 500 mL），故初始营养支持方式选择 PN，治疗过程中随着引流液量逐渐减少，情况好转，通过介入下放置鼻空肠管加用 EN，采用 EN 联合补充性 PN 进行营养支持，并逐渐过渡至全 EN，符合指南推荐。

该病例为食管癌术后吻合口瘘合并急性肾损伤（AKI）的患者，病情较为复杂，对其进行初始营养支持时需综合权衡多方面的因素。一方面，该患者是 RFS 高危人群，应积极预防。另一方面，该患者合并 AKI，蛋白质代谢分解显著增加，易出现蛋白质-能量营养不良，应给予及时、积极营养支持。综合考虑这两方面，设计初始营养支持方案的要点如下：

（1）能量：严重营养不良患者行营养支持后 50% 会发生 RFS，半数发生在开始营养支持后 3 d 内，且一旦发生，死亡率较高，因此应从低能量营养支持开始，以预防 RFS。

（2）电解质——磷、钾、镁：RFS 的发病机制是由于再喂养使血糖浓度急剧升高，刺激胰岛素大量释放，引起血清磷、钾、镁离子的细胞内转移，又因糖酵解和合成脂肪等细胞代谢过程消耗磷、钾、镁离子等电解质，加快其浓度下降，进而发生低磷、低钾、低镁血症。

（3）维生素：根据指南推荐，为预防 RFS，维生素应给予每日推荐量的两倍。但药师查阅资料发现，尚缺乏两倍量复合维生素在 PN 中稳定性的研究，故 PN 中暂给予正常量维生素。此外，营养支持前 30 min 及开始营养支持前 3 d 应每日补充维生素 B_1 200～300 mg。维生素 B_1 为水溶性维生素，体内几乎无贮备。当重新开始营养支持时，糖代谢和蛋白质合成增多，大量消耗维生素 B_1。因此，对维生素 B_1 的需求亦相应增加，应及时补充。

（4）预防 RFS 时能量的阶梯式增加。该患者前 10 d 的营养支持方案仍以预防 RFS 为主，根据指南推荐，应阶梯式增加能量给予，由 10 kCal/（kg·d）开始，4～6 d 时增加至 10～20 kCal/（kg·d），7～10 d 时进一步增至 20～30 kCal/（kg·d）。阶梯式能量增加过程中患者未发生 RFS，进一步证实该能量给予渐进式达标，符合指南推荐。

（5）行 CRRT 时氨基酸给予的调整。患者治疗期间病情恶化，给予 CRRT 治疗，血液透析每天可使总氨基酸丢失 10～15 g，接受 CRRT 的 AKI 患者应额外补充丢失的氨基酸。

危重症患者由于病情复杂且变化迅速，在对其进行营养支持的过程中，须严密监测患者临床状况，及时调整营养支持方案。对该食管癌术后吻合口瘘合并 AKI 病例，药师首先关注到患者为 RFS 高风险人群且合并 AKI，存在严重电解质紊乱，同时考虑血液透析可能引起的营养物质丢失等问题，根据患者不同时期的疾病特点，协助医生制订个体化的营养支持方案，在营养支持方式的选择、预防 RFS 发生、调整能量及氨基酸给予量、营养支持过程中进行用药监护等方面提供药学服务，促进了患者疾病的转归。

药师作为营养支持小组中的一员，通过与临床医师、护士、营养师的密切配合，可在病情复杂患者的营养支持治疗过程中发挥重要作用。

四、其他药物用药监护

肿瘤患者化疗后会导致诸多不良反应，其中消化系统症状有恶心、呕吐、厌食、腹泻等。呕吐包括迟发性呕吐及急性呕吐，应按照药物使用导致呕吐的风险程度决定是否需要使用止吐剂。对于风险比较低的患者，直接选用 5 mg 地塞米松；对于极低风险的药物，不需要在化疗前常规使用止吐药；如果化疗后有呕吐情况，选择甲氧氯普胺口服；针对迟发性呕吐患者，中度风险药物可选阿瑞吡坦、地塞米松、5-HT3 受体拮抗剂；高风险药物可以选择地塞米松联合阿瑞吡坦进行预防。

第二节 出院患者用药教育

用药教育，是指对患者进行合理用药指导，为患者普及合理用药知识，目的是增强患者用药知识，预防药品不良反应的发生，提高患者用药依从性，并降低用药错误的发生率。中心药房通过制订用药教育管理新模式、用药依从性全方位评估及服务持续改进等方案，对患者的用药教育服务进行全过程的指导、检查、考核及评价。

出院用药教育是由院内治疗转至院外延续性治疗后，药师在出院用药的整个过程中可提供医嘱审核、患者用药教育和随访等一系列的药学服务，以减少患者用药差错，避免不合理用药。出院用药教育能让患者对所用药物更加了解，从而保障用药安全性、有效性，提高患者的用药依从性。随着我国医疗卫生事业的深入发展，医院服务范围不断扩大，服务能力也有了较大提高，但随着病患人数的不断增加，出院领药压力随之增大，尤其在遇到不合理处方或不规范处方时，出院患者的领药时间还会大大延长，这就为患者带来了极大的不便，也容易增加医患矛盾，带来医院不稳定因素，所以出院带药模式改革就凸显出了其重要性。本节将结合院中心药房智慧化建设，介绍出院带药的新模式。

一、出院带药模式介绍

目前，国内出院带药的方式不一，有的医院由医师开具医嘱，护士负责医嘱审核、药物分发和用药宣教；也有医院由药师进行医嘱审核和统一调配，再经各科护士核对分发，并根据医嘱信息对患者进行简单的用药教育。而新兴的出院带药模式是由药师走向临床，直接向患者进行更为专业的宣教工作，以确保出院患者用药安全有效，如由临床药师在出院带药窗口进行发药和用药宣教，或由宣教药师对患者进行床旁用药教育。

随着中心药房智慧化建设的加快，为了加强药师的药学服务，促进调配药师的转型工作，医院建立了由中心药房调配药师对出院患者进行用药教育的模式。临床药师人员有限，仅能覆盖少部分病区，调配药师则可弥补这一工作的空缺。出院带药的用药教育不同于住院期间的用药，出院用药大多数为口服制剂，用药相对简单，但须长期服用，对患者依从性要求较高，因此，调配药师完全可以胜任此项工作。

二、药师技能水平需求

为保障患者用药安全，提高患者用药依从性，减少因用药依从性问题而再入院事件的发生，确保出院带药教育的服务质量，根据我国《医疗机构药学服务规范》要求，提供出院药学服务的药师须具备以下基本能力。

（1）熟练掌握常用药品的基本信息，如用法用量、特殊人群注意事项、常见和严重药品不良反应、药物相互作用、药物代谢动力学知识等，同时还应了解用药期间须监测的指标和监测频率、储藏和运输注意事项等。

（2）随着医疗水平的不断进步，药品信息更新也在加速，药师还应熟练掌握常用医药工具书、数据库、软件、医药专业网站的检索方法，随时掌握药品的最新动态。

（3）患者对用药信息的理解和接受能力差距较大，药师应具备亲和力、共情力，通过倾听、观察患者非语言信息等技巧，了解患者的具体需求，做到个体化教育。

（4）药师还应善于引导患者，使用开放式询问，避免暗示性提问，准确获取患者所需，精准施教。

传统的用药教育方式包括语言教育、书面教育、实物演示、可视听辅助设备用药教育、宣教讲座等。随着信息化的发展，利用信息平台、自媒体、微信等进行用药教育的模式日趋兴起，且患者更易接受这些教育模式。

三、出院带药教育规范

根据我国《医疗机构药学服务规范》要求，结合医院实际情况，许多医院制定了出院带药教育规范，以保证服务质量。具体细则如下。

（一）自我介绍，表明来意

患者在住院期间与调配药师无接触，对陌生人存在戒备心理，因此，药师首先要通过沟通建立彼此间的信任。

（二）收集患者信息，选择教育方式

患者对教育的接受能力不同，药师要根据不同患者的情况进行不同模式、不同深度的教育。对于特殊患者，可对其家属进行用药教育，让家属对患者进行用药依从管理。

（三）评估患者用药依从性，确定教育重点

患者对自身健康问题和用药情况的了解及期望程度不同，药师须先判断患者正确使用药物的能力及对治疗的态度，从而开展相应的教育内容。

（四）采取适合个体患者的教育方式

药师根据患者接受能力，选择易于被该患者接受的教育方式，使患者充分了解药物治疗的重要性和药品的正确使用方式。

（五）评估教育效果

用药教育结束前须验证患者对药物使用知识的掌握程度，请患者复述用药教育的重点内容，然后根据患者的接受效果调整用药教育方式，并再次进行用药教育，直至患者完全掌握。

（六）出院随访

药师通过企业微信平台、药学门诊、电话等方式对患者在家的用药安全性、有效性、依从性等方面进行随访跟踪，保障患者长期的用药质量。

（七）用药教育记录

用药教育记录要存根留档，以便于进行持续改进和管理。

四、出院带药教育内容

为规范教育质量，统一教育内容，医院根据《医疗机构药学服务规范》对出院带药教育内容做出以下基本要求。

（一）药物的基本信息

药物（或药物装置）的通用名、商品名或其他常用名称，以及药物的治疗分类、用途及预期效果。

（二）疗效判断告知

药物的预计起效时间及未起效时的应对措施。

（三）用法用量交代

药物剂型、给药途径、剂量、用药时间和疗程。

（四）特殊装置教育

药物的特殊剂型、特殊装置、特殊配制方法的给药说明，可依据患者的生活方式或环境进行相应的调整。

（五）服药日常监护要点

用药期间应监测的症状体征及检验指标，解释药物可能对相关临床检验结果的干扰以及对排泄物颜色可能造成的改变。

（六）不良事件处置

可能出现的常见和严重的不良反应，可采取的预防措施及发生不良反应后应采取的应急措施。发生用药错误（如漏服药物）时可能产生的结果，以及应采取的措施。

（七）药物食物相互作用

潜在的药物-药物、药物-食物/保健品、药物-疾病及药物-环境的相互作用或禁忌。

（八）药品管理

药物的适宜贮存条件，过期药或废弃装置的适当处理。

（九）联系方式

做好用药记录和自我监测，以及如何及时联系到药师。

五、出院带药新模式的意义

（一）减少用药差错，避免不合理用药

患者在入院期间接受各种治疗，服用不同的药物，而在出院的时候，需要调整不适宜的药物种类和剂量。某些药物的不合理使用，不仅会影响治疗效果，还会影响患者后续的治疗。出院教育的审核可显著减少这些不合理用药的问题，在患者用药前与医生沟通，调整处方，保障患者的用药合理性。

（二）增加患者对药物的了解，保证用药安全

出院后需要用药维持治疗的患者，对医师开具的医嘱的理解和对药物的了解至关重要。大量患者因为药学知识的缺失，用药方法错误，影响后续治疗效果。可以通过用药教育规避在药物不良反应、用药时间和疗程上的错误。患者通过了解可能发生的药物不良反应，可以在不影响药物依从性的情况下，降低不良事件的发生率。药师在出院时通过积极有效的沟通，帮助患者了解出院后的用药方案，使患者对用药目的加深了解并为患者建立起后续治疗的信心。药师以自身的药学知识弥补临床医师和护理医务人员对药物了解的不足，提高患者对药物的认识，保证药物使用的安全性、有效性，增强患者用药意识，提高患者服药依从性，节约治疗费用，降低患者经济负担。

（三）降低再次入院率，节约医疗资源

药师主导的药物重整可大幅降低儿童和老人这两类用药错误高风险人群的医院复诊率。经过出院药物重整，全因再次住院率、全因急诊就诊率和因药物不良事件导致的医院复诊的比率可大大降低。

六、神经内科开展的出院教育模式

基于以上理论基础，一般医院率先在神经内科开展出院带药用药教育工作，因为神经内科患者出院具有计划性，有充足的时间对患者开展出院带药教育。神经内科疾病主要包括脑卒中、脑炎、帕金森、癫痫等疾病，均需要长期用药，患者对疾病的不了解、对药品不良反应的顾忌易造成患者用药依从性差、疾病复发等不良影响。药师在患者出院时对患者进行用药交代（了解自身疾病、长期用药的重要性、药品的用法用量、须注意的事项），对提高患者用药依从性，减少患者用药过程中不良反应事件的发生有积极的作用。

（一）此项工作的意义

（1）提高患者用药依从性、安全性、有效性。

（2）体现临床药师价值，树立临床药师品牌。

（3）使出院药房工作流程更加系统、合理。

（二）出院带药流程

（1）工作日下午3点去护士站取第二天出院患者的医嘱单。

（2）出院药房将药品打包，由临床药师送至患者床旁。

（3）药师对患者进行出院用药教育。

（三）期望发展的模式

（1）信息科将当日（下午3点前）能确定第二天出院的患者信息并反馈至出院药房。

（2）出院药房将药品打包送至患者床旁。

（3）各科药师在患者出院前进行用药教育。

（四）出院用药教育模板（图5-2-1）

出院用药教育模板见图5-2-1。

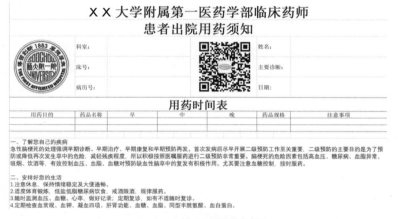

图5-2-1　出院用药教育模板

七、案例分析

华法林个性化合理用药教育及长期随访

1．个性化合理用药教育

药师制作华法林用药知识普及课件，制成视频，生成二维码，方便患者扫码观看；与传统的床边宣教模式相比，该模式可提高用药教育工作质量和效率。目前已实现心脏大血管外科华法林患者用药教育全覆盖。

2．长期用药随访

自2020年3月30日起，由医生和药师双方共同组织管理华法林出院患者随访交流群，随访对象为心脏大血管外科行瓣膜置换术后须长期服用华法林的患者。随访内容包括：（1）华法林剂量调整；（2）药物咨询；（3）不良反应评价；（4）用药指导；（5）出院用药依从性评估等。

第六章 质量控制管理

第一节 质量控制的概述

中心药房的工作主要包括患者住院期间所使用药品和出院带药的药品调配工作，同时还承担相关药学服务及各项药品管理工作。随着工作流程的信息化、自动化建设，中心药房的质量控制也在相应发生变化。本章介绍中心药房各工作环节的质量控制内容及开展质控的流程与方法，主要从人（人员）、机（设施设备）、物（物料）、法（方法）、环（环境）、测（检测）等方面进行阐述，确保药品调配的工作质量，保障患者的安全、合理用药。同时，建立的质量控制体系也可以为中心药房的绩效考核提供依据。

一、原则

中心药房的调配工作主要包括单剂量口服药物分包、注射剂调配、静脉用药集中调配以及其他药品的调配，影响药品调配和静脉输液集中调配质量的因素存在于药品调配的全过程，包括人（人员）、机（设施设备）、物（物料）、法（方法）、环（环境）和测（检测）等各方面。中心药房通过对这些因素所涉及的质量活动制定相应的管理程序和标准，使众多的相互关联的质量活动得到有效管理，处于受控状态，最终使调配发放的药品质量达到预定的标准。

二、质量控制

质量控制（Quality Control，QC）是质量管理的一部分，强调的是药品调配和成品输液的质量要求。具体是指按照规定的方法和规程对从处方审核到药品调配、静脉输液集中调配和发放过程中的一系列步骤进行取样和检验，以保证所调配药品的正确性和成品输液的稳定性，以及含量和其他性状符合已经确定的质量标准。

（一）质量控制目标

确保中心药房所调配并发放到病区的药品、成品输液的准确性和稳定性，符合法规要求和满足临床用药需求。

（二）质量控制适用范围

质量控制适用范围包括病区统领药品调配、病区借药领药、口服药单剂量分包、出院处方调配和静脉输液集中调配全过程中所涉及的人员、设施设备、药品及物料、方法、环境和实验室检测等项目。

（三）质量控制小组

中心药房应建立以中心药房组长为质量管理组长的质控小组，下设人员质量专员、药品物料质量专员、调配质量专员、设备质量专员等相关人员。质控小组根据质控制度和指标，制订和实施质控计划，并定期召开质控管理会议，分析、研究、制定改进措施，实现质量控制的持续推进。中心药房质控组成员组成见表6-1-1。

表6-1-1　中心药房质控组成员组成表

质控组织成员	成员资质	职责内容
质量管理组长	1. 学历：药学本科以上 2. 职称：主管药师以上 3. 专业经验：5年以上工作经验	1. 制订质控年度、季度、月度计划，负责建立、实施质控管理体系，组织编写、审核质控管理文件，并对质控结果进行分析总结； 2. 监控质量流程，严格执行质量控制程序，对病区统领单调配、领药借药单处理、口服药单剂量分包、出院带药的发放、成品输液质量进行控制和管理； 3. 根据质控管理体系要求，组织、督查中心药房调配业务、人员培训等质量控制情况； 4. 收集统计、分析汇总药品质量信息，进行综合控制和管理； 5. 负责仪器、设备、档案等物品的管理工作； 6. 督查对接受过规范培训的人员进行相关考核； 7. 参与重大质量事故的处理，负责一般事故的处理，制定纠正预防措施并组织实施。
质量管理专员	1. 学历：药学本科以上 2. 职称：药师以上 3. 专业经验：3年以上工作经验	1. 负责中心药房质控管理体系中的各项专项管理及质控管理文件编写，严格监督执行情况； 2. 负责按照相关规定对药品调剂全过程进行质量控制，保证药品调配和成品输液的质量，并提出改进措施； 3. 负责做好相关质量记录，对通过检测获得的信息和数据进行分析和处理，对质量记录进行管理； 4. 负责智能设备、软件的更新维护和检测工具的管理，严格按照操作规程的进行相关检测，防止出现偏差； 5. 负责对接受过规范培训的人员进行相关考核。

（四）质量控制计划

制订具体的工作计划，建立操作规程、人员培训、质控指标和衡量方法等，以保证所设定的质量控制目标的实现。中心药房质控计划见表6-1-2。

表6-1-2 中心药房质控计划表

类别	项目	内容	每日	每周	每月	每季度	每年	特例
人员	资质	工作人员都应有相应的资质证明存档					√	
	数量配备	合适的人员配比					√	
	培训检查	培训流程有文件记录，并按人员归档					√	
	考核	层级培训						√
		手卫生、应知应会、相似药品、岗位职责、消防		√				
		无菌操作、危害药品溢出、应急预案				√		
	个人健康	健康体检					√	
设施与设备	洁净区	空调净化系统、生物安全柜水平层流台				√		
	非洁净控制区	相关设备正常运行，物品摆放整齐				√		
	辅助工作区	相关设备正常运行，物品摆放整齐				√		
	维护文件	设施及设备需要有使用与维修保养记录文件				√		
药品与物料	药品基础管理	库存管理、效期质量管理等			√			
	特殊药品管理	高警示药品、冷链药品			√			
	物料管理	领用管理、库存管理等			√			
方法	中心审方、输液适宜性审核	医嘱审核覆盖率、不适宜处方干预率、不合理处方干预成功率等				√		
	统领单药品调配	针剂柜、空包间、冰箱双人核对及其准确性				√		
	出院带药发放	双人核对及其准确性				√		
	片剂单剂量分包	双人核对及其准确性				√		
	输液摆药与贴签	摆药与贴签准确率、双人复核等				√		
	输液混合调配	调配准确性、无菌操作				√		
	清场	无菌操作					√	
	退药	病区退回药品和静配中心内部退药的准确性					√	

续表

类别	项目	内容	每日	每周	每月	每季度	每年	特例
环境	成品输液复核	复核准确性				√		
	打包与发放	打包准确性、完整性			√			
	运输与接收	发放准确性、接收记录完整			√			
	异常输液召回	召回记录及处理				√		
	空气检测	沉降菌			√			
		浮游菌				√		
		悬浮粒子				√		
		风速				√		
	物体表面	手套、无菌操作台面	√					
		洁净服	√					
		药框、地面、墙面、推车、药架				√		
	综合检测	温湿度、风速、换气次数、静压差、沉降菌（浮游菌）、悬浮粒子					√	
	清洁与消毒	清洁剂和消毒剂的种类和用量、消毒规程等				√		
检测	常规检测	成品输液质量的内部检测		√				
	实验室检测	无菌检测			√			
		输液微粒				√		√
		热原反应				√		

（五）质量控制执行

中心药房根据质量控制计划，建立衡量质量目标完成情况的工作指标，并对其进行监督，定期检查完成情况，对结果进行评估并根据情况采取相应的措施。

第二节　人　员

一、原则

中心药房工作人员包括药剂人员、护理人员和工勤人员。

（一）药剂人员

根据《药品管理法》和《医疗机构药事管理规定》，非药学技术人员不得直接从事药剂技术工作，对医师处方或用药医嘱合理性的药理学审核、药品管理等应由具有扎实的药学基础知识和临床用药知识的药师以上人员负责。药师负责监督、管理中心药房，并运用其专业知识提供高质量的药学服务。

（二）护理人员

中心药房的静配中心接受具有合格药物配置技术的护理人员，经静配中心培训药师培训合格后，掌握无菌调配基本常识且熟悉医院各类药物的基本理化特性和药理作用，能严格遵守无菌操作技术，在药师的指导下，参与静脉输液的调配。

（三）工勤人员

工勤人员指担任清洁、包装、运送等非技术性工作的人员。

二、质控流程

（一）资质

中心药房工作人员都应有相应的资质证明存档，有药品核对权限的药师有相应的资格证书，静配中心各岗位人员应符合《静脉用药集中调配质量管理规范》中明确规定的岗位资质。

（1）中心药房负责人，应当具有药学专业本科以上学历，本专业中级以上专业技术职务任职资格，有较丰富的实际工作经验，责任心强，有一定的管理能力。

（2）负责静脉输液适宜性审核的人员，应当具有药学专业本科以上学历、5年以上临床用药或调配工作经验、药师以上专业技术职务任职资格。负责中心审方、临床药物治疗的药师还应具有药学部考核颁发的审方药师资格证。

（3）负责中心药房统领单、出院带药核对、成品输液核对的人员，应当具有药士以上专业技术职务任职资格。

（4）从事病区统领单、处理借退药、摆药贴签、输液混合和调配、片剂单剂量分包的药学专业技术人员，应当接受岗位专业知识培训并经考核合格，定期接受药学专业继续教育。

（5）负责二级库药品、耗材及其他物料的领用与管理的药师，应具备中级以上专业技术职务任职资格，并经部门负责人任命。

（6）负责加药混合调配工作的护理人员，应具有护士及以上专业技术职务任职资格。

（7）工勤人员在药学人员指导下从事中心药房非技术性工作，及时将统领药品、成品输液发送至各病区，保证工作区域的环境和清洁用具的洁净度。

（二）人员配备数量

中心药房应具备合适的人员配比，确保工作人员合理的工作强度。

（三）培训检查

中心药房人员应完成与工作年限及学历相关的层级规范化培训，培训的整个流程都需要有文件记录。记录内容包括培训日期、培训内容、培训时间、培训人、被培训人、培训结果等。

1. 培训对象

培训对象包括新入职人员、在岗人员、工勤人员以及见习生、实习生、进修人员等。

2. 培训师资要求

培训讲师应具备本科或以上学历、中级或以上专业技术职务，具有扎实的专业基础知识、专业实践能力和带教授课能力，并熟知行业相关法律法规及医院、科室的规章制度；讲师对课程要具有独立的思考能力、专业的授课技巧，同时能建立优良的理论体系，并定期接受继续教育且通过考核。

3. 培训流程及形式

（1）首先由培训负责人制订培训计划，并安排实施，然后交由质量管理负责人组织人员对培训结果进行考核验证，合格后安排工作，并在之后半年内安排相关督导检查工作，建立相关培训及考核档案。

（2）形式主要是集中授课（PPT）、观看录像、情景模拟、一对一实战带教、组织总结讨论会等。

4. 培训目标及培训内容

中心药房对本科室工作人员根据工作年限按层级进行规范化培训，分别为P0、P1、P2、P3、P4五个层级。

（1）P0，新入职人员（工作1～3个月）的岗前培训：熟知药学部核心规章制度，掌握无菌操作技术，熟知相关工作流程、岗位职责，熟练掌握辨别相似药品的能力，熟练掌握手卫生及清洁消毒相关知识、应急预案、职业防护等内容。

（2）P1，工作3个月至2年，在掌握岗前培训内容的基础上达到以下目标：熟悉相关的药事管理的法律法规、医院及科室的各项规章制度，重点掌握核心制度。通过"三基"（基础理论、基础知识、基本技能）培训及考核，具备独立完成基本工作任务的能力。掌握院感相关知识，具备良好的沟通能力，加强职业防护。熟练掌握相关设备的使用及维护保养。

（3）P2，工作2～5年，在具备P1层级能力的基础上达到以下目标：在完成基本工作任务的基础上，注重专业能力培养。培养对突发事件的应急能力。熟练掌握常见药品的相关知识，培养审核处方的能力。

（4）P3，工作5～10年，在具备P2层级能力的基础上达到以下目标：在注重专业能力培养的基础上，加强核心能力的培养。熟练掌握各项工作流程及突发事件的应急处理。作为科室的骨干力量，有意识培养其教学、管理、科研能力，能指导低层级人员完成相关工作，每年撰写1～2篇论文。培养临床药学服务的技能。

（5）P4，工作超过10年，在具备P3层级能力的基础上达到以下目标：在注重核心能力培养的基础上，加强新理论、新技术的学习，具备独立开展项目及撰写课题的能力。参与教学、科研工作，具备较好的带教能力并协助科室负责人做好管理工作。具备临床药学服务的能力，每年撰写1～2篇论文，申请1项课题。

（四）考核

1. 笔试

由考核组安排考试时间和地点。理论考试以书面闭卷的形式进行。

2. 实践操作考核

员工在结束特定工作技能的培训后，能够说明工作性质和操作规程，指出具体工作中由于不适当操作可能引起的差错，根据岗位培训指南操作工作的每一个步骤。实践操作以"一对一"形式进行考核，在实际工作中完成，以静脉用药调配中心各项操作规程为标准，由专人监考及评分，以90分为合格标准，统计考核结果并记录于培训档案中，考核合格者方可参与正式的工作，并纳入年度绩效考核中；不合格者需要进行培训再考核，直至考核合格后方可正式上岗。

3. 完成层级培训后的考核

考核层级包括P0、P1、P2、P3、P4五个层级，人员的考试卷和考核表作为反映员工培训效果的记录，也需作为培训文件予以保存。

4. 日常考核

以手卫生、应知应会、相似药品分辨、各岗位职责、岗位说明书等内容为考核内容。

5. 定期考核

以无菌操作、危害药品溢出处理、应急预案等内容为考核内容。

相关具体考核评分标准见表6-2-1、表6-2-2、表6-2-3。

表6-2-1 静脉用药调配中心无菌调配操作考核评分标准

项目	总分	技术操作要求	评分
仪表	5	仪表端庄，服装规范，不留长指甲，不佩戴饰物	
操作前准备	15	洗手，按七步洗手法进行 正确穿戴隔离衣服、口罩及舱内专用拖鞋 戴手套，并包裹住隔离衣袖口	

续表

项目	总分	技术操作要求	评分
操作流程	50	确认各仪器设备运转正常 物品准备齐全：砂轮、乙醇、笔、白盒、20毫升针筒、毛巾等，摆放有序 操作台清洁、消毒 有效扫描 核对：输液标签完整、无污渍；输液袋无破损、异物；摆放药品与医嘱一致 消毒加药：注意一次性针筒的有效期、有无异物；遇到难溶的药物选择适宜的溶解方法，将残余量降至最低；注意药物理化性质的变化 调配后的输液袋与空安瓿、西林瓶妥善放置，避免扎破输液袋 加药完成后签字确认，字迹清晰 加药过程中有差错情况发生，能及时有效处理 连续加药过程中注意手部的消毒，经常更换手套 抽液时注射针针座浸入药液	
操作台	20	认真完成清场工作，无污渍、无药液残留 操作间不得存放原料、敷料、半成品、成品等 各治疗车定点摆放 认真做好岗位清场记录	
理论提问	10	操作台工作区域的划分 交叉配置的定义	

表 6-2-2　静脉用药调配中心成品输液核对操作考核评分

项目		总分	技术操作要求	评分
理论提问	质量标准	20	输液无裂纹、无沉淀、无变色、无异物、无渗漏等 输液标签内容与溶媒、空西林瓶及安瓿的药名、规格、用量等相符 药物残留量符合要求 非整瓶（支）用量的患者的用药剂量和标识相符 各岗位操作人员签名齐全	
	操作流程	20	要求做到全面核对： 扫描：查看是否计费、停药 核对溶媒与药品：除名称、规格外，空瓶数量与标签一致 药物残留量是否符合要求，非整支（瓶）是否打钩 挤压并检查外观：是否有渗漏、浑浊、异物等，批次是否正确 查看无菌调配人员是否签字，确认无误核对签字	
	常见差错	20	（要求至少说出3项） 未计费，停药误配 残留量超标，非整支未打钩 加药品种、数量错误 溶媒错误 输液色泽错误	

项目	总分	技术操作要求	评分
注意事项	20	（要求至少说出 3 项） 甘露醇、氯霉素、氢化可的松结晶问题 输液异物问题 桌面清洁卫生问题 毛巾定位放置问题 输液整齐摆放问题	
实际操作	20	现场考核成品输液核对（操作 5 袋）	

表 6-2-3　静脉用药调配中心危害药品溢出处理操作考核评分标准

项目	总分	技术操作要求	评分
操作中	50	皮肤接触药物有没有立即用肥皂流动水刷洗；粉末药物是否用湿的吸附布擦拭；被污染的物体表面用皂液清洗三次，再用清水洗净；溢出的危害药品造成污染面积扩大	
操作后	20	溢出危害药品及擦拭用纱布、口罩、帽子、防护衣全部放入化疗药品密封袋中统一处理；溢出包定点摆放；溢出处理规范操作	
理论提问	10	危害药品溢出包应准备哪些物品 少量溢出的定义	

第三节　设施与设备

一、原则

本节是建立在中心药房，特别是静配中心已经通过卫生行政主管部门的验收，核发该医疗机构静脉用药调配中心（室）许可证的基础上。所有仪器设备有相关使用管理制度与标准操作规程，应有专人管理。

二、质控流程

中心药房设施与设备质控流程见图6-3-1。

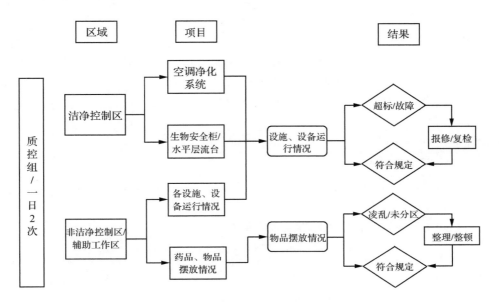

图 6-3-1　中心药房设施与设备质控流程图

(一) 洁净区

1. 空调净化系统

中心药房空调净化系统质控标准见表6-3-1。

表 6-3-1　中心药房空调净化系统质控标准

项目	标准	检查频率
温度	18~26 ℃	上午一次，下午一次
相对湿度	40%~65%	上午一次，下午一次
风速	百级层流区域内，高效过滤器表面下方测得的平均风速 $v \geqslant 0.25$ m/s，在相同风压下的速度差不应超过25%	
压差	非洁净控制室＜一更＜二更＜普配 非洁净控制室＜一更＜二更＞抗配 10 Pa≥相邻区域压差≥5 Pa 一更与相邻非洁净控制区之间压差为10~15 Pa	上午一次，下午一次
进风口/回风口清洗	洗涤剂溶液：取洗洁精或其他洗涤剂，加纯化水稀释成适宜浓度，搅匀即可 清洗方法：将进风口、回风口滤材拆下放入塑料袋中，拿到清洁间拆包，放入洗涤溶液中洗去灰尘和污物，用纯化水漂净后晾干备用	每星期清洗一次 滤材有破损时更换，无破损使用满一年更换
通风及其他运行情况	在万级区域内，换气次数 $n \geqslant 25$ 次/小时，在十万级区域内，换气次数 $n \geqslant 15$ 次/小时	

2. 生物安全柜

中心药房生物安全柜质控标准见表6-3-2。

表6-3-2　中心药房生物安全柜质控标准

项目	标准	检查频率
照明灯	≥300 lx	
紫外灯	主波长253.7 nm，新灯的辐照强度不得低于90 μW/cm²，使用中紫外线的辐照强度不得低于70 μW/cm²，凡低于70 μW/cm²者应及时更换灯管	在使用过程中，应保持紫外线灯表面的清洁，一般每两周用酒精棉球擦拭一次，发现灯管表面有灰尘、油污时，应随时擦拭
压力范围	80～105 Pa	
风速及其他运行情况	平均风速≥0.3～0.5 m/s 吸入口风速>0.6 m/s	

3. 水平层流台

中心药房水平层流台质控标准见表6-3-3。

表6-3-3　中心药房水平层流台质控标准

项目	标准	检查频率
照明灯	≥300 lx 紫外灯 主波长253.7 nm，新灯的辐照强度不得低于90 μW/cm²，使用中紫外线的辐照强度不得低于70 μW/cm²，凡低于70 μW/cm²者应及时更换灯管	在使用过程中，应保持紫外线灯表面的清洁，一般每两周用酒精棉球擦拭一次，发现灯管表面有灰尘、油污时，应随时擦拭
压力范围		
风速及其他运行情况	平均风速：0.45 m/s	

（二）非洁净控制区

（1）区域：阴凉库、大输液库、空包间、药品脱包装区、医嘱审核区、标签打印区、摆药贴签区、片剂单剂量分包区、成品输液核对包装区、物流收发区、清洗洁具间。

（2）设备：麻精药品保险柜、电脑、打印机、智能药仓、自动摆药机、摆药小车、成品输液分拣机、智能快速发药机、智能药柜、智能药架、片剂单剂量分包机、核对机、轨道物流、物流小车、气道物流。

（3）要求：设施设备运行正常，工作台、药架、推车、摆药筐等物品按要求摆放。

（三）辅助工作区

（1）区域：物料储存库、转运箱/转运车存放区、普通更衣室、办公室、会议示教休息室。

（2）设备：转运车、转运箱、电脑、打印机、示教电视、微波炉。

（3）要求：设施设备运行正常，物归其位。

（四）设施与设备维护检查要求

（1）检查设施及设备是否定期维护，需要有使用与保养记录文件。

（2）空调机前滤网每周清洁一次；初效过滤器每月清洁一次；中效过滤器每半年更换一次；高效过滤器每两年更换一次。

（3）审方系统数据库及其他工作软件是否及时更新。

（4）片剂单剂量分包机、核对机、摆药机、贴签机、成品输液分拣机是否按规定定期维护并分析记录。

第四节　药品与物料

一、原则

药品与物料管理对于药品及物料安全储存，保证药品质量，减少损耗，降低成本具有重要作用。中心药房应建立药品与物料领取和验收、储存和养护及药品报损等管理制度，定期检查落实情况。

二、质控内容

（一）药品基础管理

（1）药品库存管理。药品的申领、验收、入库、储存及养护按照相关规定执行，并遵循"先进先用、近期先用"的原则使用药品。

（2）药品效期质量管理。对3个月和6个月效期的药品进行跟踪，药品效期管理记录齐全。

（3）药品账物质量管理。贵重药品每日清点，一般药品应当每月进行盘点和质量检查，保证账物相符率达100%，普通药品账物相符率达95%。

（4）不合格药品管理。对不合格药品及时登记、联系库房，并有记录；对过期药品等及时报损处理。

（5）药品色标管理。按色标管理规范储存药品。

（二）药品分类管理

（1）普通药品。验收、摆放、领用符合要求。

（2）高警示药品。建立高警示药品目录，进行分级管理；对高警示药品设置显著的警示标志，保证账物相符率达100%。

（3）毒麻药品。账物相符率达100%，拒绝调配不合理处方。

（4）冷链药品。冷链药品的验收入库在30分钟内完成，储存及养护按照相关规定执行，并有完整温控记录。

（三）物料管理

（1）物料领用流程管理。静配中心的医用耗材和物料应当按规定由医疗机构药学及有关部门统一采购，物料领用应有专用账册。

（2）物料入库质量控制管理。物料入库前应检查包装，有破损或超过有效期的不得使用，并有入库检查记录。

（3）库存物料质量控制管理。物料应按一般物料和一次性无菌物品分开储存。

（4）药品与物料记录。包括药品物料申领、验收、账物相符记录、效期管理、滞销药品记录、报损记录等。

三、质控流程

中心药房药品与物料质控流程见图6-4-1，质控检查表见表6-4-1。

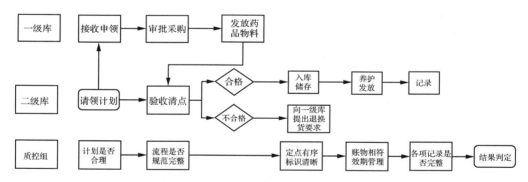

图6-4-1　中心药房药品与物料质控流程图

表6-4-1　中心药房药品与物料质控检查表

项目	分值	检查方法	基本要求	评分标准	扣分
药品基础管理	6	现场检查	1. 药品定点堆放，标签字迹清晰、醒目，放置整齐有序	一项不符合要求扣1分	
			2. 抽查3种药品，申领、验收、入库、储存及养护按相关规定执行		
			3. 对3个月和6个月有效期药品进行跟踪，有效期管理记录齐全，并公示		

续表

项目	分值	检查方法	基本要求	评分标准	扣分
			4. 滞销药品有公示，贵重药、效期短的药品种类少于5种，每种数量少于单次使用极量的5倍		
			5. 药品清点和质量检查记录齐全，账物相符95%		
			6. 不合格药品有登记，对过期及破损药品及时报损并记录，报损率低于3‰		
			7. 药品储存有色标管理		
			8. 周转天数少于5天，无临床反应药品短缺情况		
			9. 退回药品有数量、规格、效期等记录		
特殊药品管理	2	现场检查	1. 高警示药品目录齐全，分级管理；设置显著警示标志，账物相符100%	一项不符合要求扣1分	
			2. 抽查3种冷链药品，有完整及合格的验收入库、储存及养护温控记录		
物料管理	1	现场检查	1. 医用耗材和物料有专用账册及入库检查记录	一项不符合要求扣0.5分	
			2. 一般性物料和一次性无菌物品分开储存，摆放整齐		
安全管理	1	人员抽查	1. 知晓"先进先出、近期先用"原则	一项不符合要求扣0.5分	
			2. 掌握分级管理制度及冷链药品管理		

第五节　质控方法

一、原则

（一）医嘱审核

中心药房的医嘱审核包括住院患者的中心审方和静配中心的静脉用药适应性审核。医嘱审核是中心药房工作流程的第一步，对保证申领单的准确调配和输液的质量安全，促进临床合理用药，减少药品不良反应的发生具有重要意义。

质控指标：医嘱审核覆盖率；不适宜处方干预率；不适宜处方干预接受率；不适宜处方干预后改善状况。

（二）申领单调配和摆药、贴签

病区请领单、借领药的调配、静脉输液的摆药贴签工作实行核对制度。调配过程中发现用量有异常，及时向上级药师汇报。用药医嘱未经审核不得调配和贴签摆药。

质控指标：申领单、摆药贴签正确率100%。

（三）静脉输液的混合调配

输液调配过程应按照无菌操作规程进行。放置质控瓶，舱内人员随机调配，调配结束后检查成品输液质量及残留量。尤其是智能加药机调配的输液，要严格考察消毒和残留量指标。

质控指标：输液调配正确率100%，残留量在允许范围内。

（四）清场

生物安全柜、水平层流台按照无菌操作规程，按照由上至下、从里至外的原则认真清洗，净化舱的天花板、墙壁、地面、回风口等按要求清洁消毒。

质控指标：目测、手试。

（五）退药

内部退药（处理准确率100%）；病区退回药品（是否和退药单一致）。

（六）出药带药、片剂分包、成品输液核对

复核准确率100%，片剂核对机假报警率有效降低。

（七）打包与发放

质控指标：分病区打包准确性，打包包装完整、没有破损，化疗药、营养液用专用包装单独打包。

（八）运输与接收

病区发放准确性，接收有相关记录。

（九）异常输液召回

对召回原因及处理方法有明确的记录。

（十）备药检查

两人一组，按时保质完成。

（十一）病区满意度调查

患者使用的成品输液质量有保障，病区满意度良好。

二、质控流程

中心药房药品调配质控流程见图6-5-1。

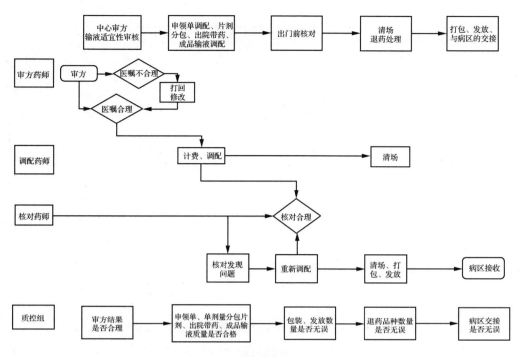

图 6-5-1　中心药房药品调配质控流程图

三、质控执行

质控时间：每月最后一个星期。中心药房成品输液质控检查表见表 6-5-1。

表 6-5-1　中心药房成品输液质控检查表

项目	标准分值	检查方法	基本要求	评分标准	扣分理由
医嘱审核	2	检查记录	1. 静配中心医嘱审核覆盖率合格	一项不符合要求扣 1 分	
			2. 不适宜处方干预率合格		
			3. 不适宜处方干预接受率合格		
摆药贴签	2	现场检查	1. 摆药正确无误	一项不符合要求扣 1 分	
			2. 贴签无歪斜，不遮挡输液规格，正确		
			3. 不合理处方及时告知审方人员		
成品输液	4	现场检查	1. 成品输液质量合格、残留量符合规定	一项不符合要求扣 0.5 分	
			2. 退药处理完善		
			3. 人员清场符合要求		
			4. 质控瓶检查结果合格		
打包发放	1	现场抽查	1. 发放数量正确	一项不符合要求扣 0.5 分	
			2. 发放时间及时		

续表

项目	标准分值	检查方法	基本要求	评分标准	扣分理由
病区	1	现场抽查	1. 成品输液送药及时性符合要求 2. 成品输液质量满意度符合要求 3. 异常输液召回处理满意度符合要求 4. 接收输液相关记录完整性符合要求	一项不符合要求扣0.5分	

第六节 环 境

一、原则

对中心药房的洁净区环境进行定期质控，并完善 PIVAS 洁净室环境控制的措施，以保证合格的调配环境，从而不断提高静脉输液的调配质量，保障患者的静脉用药安全，对提升医院静脉药物治疗水平有重要意义。

二、质控流程

（一）空气检测质控流程

（1）沉降菌质控流程。每个季度的第一、第二个月的最后一周，中心药房进行一次静态检测，流程见图 6-6-1。

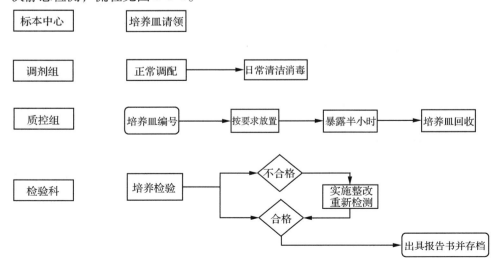

图 6-6-1　沉降菌质控流程图

（2）浮游菌质控流程。每季度最后一个星期进行浮游菌质控流程（浮游菌、悬浮粒子、风速三种检测可同期进行，参考沉降菌质控流程）。

（3）悬浮粒子质控流程，见图6-6-2。

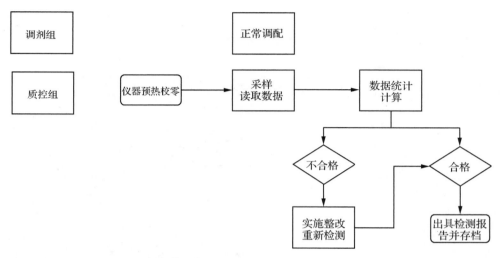

图6-6-2　悬浮粒子质控流程图

（4）风速。用风速测定仪测定每一个生物安全柜、水平层流台的风速，取三个点，求平均值，在标准范围内即符合要求。

（二）物体表面质控流程

每季度抽检，包括手、手套、无菌操作台面、洁净服、药框、地面、墙面、推车、药架。流程见图6-6-3。

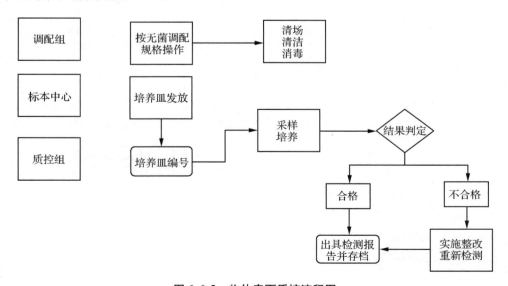

图6-6-3　物体表面质控流程图

（三）洁净室综合检测质控流程

每年一次，中心药房要委托具有相应资质的第三方（药检所）进行洁净室综合检测，并出具报告，综合检测的项目包括温度、湿度、风速、换气次数、静压差、沉降菌（浮游菌）、悬浮粒子。

中心药房洁净室综合检测质控流程见图6-6-4。

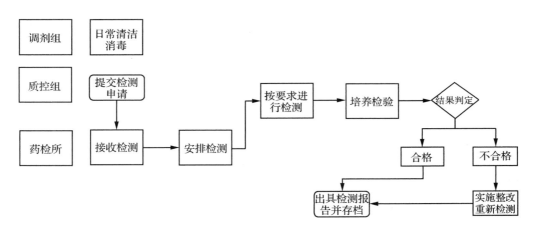

图6-6-4 洁净室综合检测质控流程图

洁净室综合检测指标及标准见表6-6-1。

表6-6-1 静脉用药调配中心洁净室综合检测指标及标准

洁净级别	一次更衣室	洗衣洁具间	二次更衣室	调配操作间
	100 000 级		10 000 级	
悬浮粒子	≥0.5 μm/m³ ≤3 500 000	≥5 μm/m³ ≤20 000	≥0.5 μm/m³ ≤350 000	≥5 μm/m³ ≤2 000
细菌测试	沉降菌 ≤10 cfu/皿，0.5 h		沉降菌 ≤3 cfu/皿，0.5 h	
换气次数	≥15 次/h		≥25 次/h	
静压差	非洁净控制区＜一次更衣室＜二次更衣室＜电解质类等普通输液和肠外营养液调配操作间 非洁净控制区＜一次更衣室＜二次更衣室＞抗生素类和危害药品调配操作间 （洁净区相邻区域压差≥5 Pa，一次更衣室与非洁净控制区之间压差≥10 Pa）			
温度	18～26 ℃			
相对湿度	40%～65%			
环境噪音	≤60 dB			
设备噪音	生物安全柜≤67 dB，水平层流洁净台≤65 dB			
工作区域亮度	≥300 lx			

三、清洁与消毒

（1）中心药房清洁与消毒质控流程见图6-6-5。

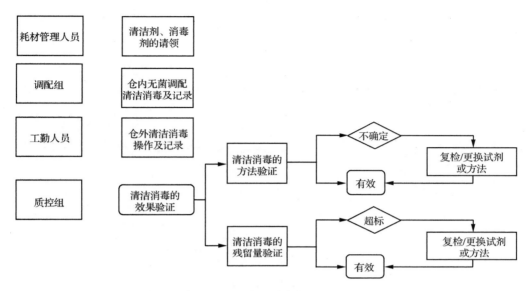

图 6-6-5 清洁与消毒质控流程图

（2）清洁剂和消毒剂的种类：75%乙醇、250 mg/L 或 500 mg/L 含氯消毒溶液。摆药筐、外送转运箱、转运车用 250 mg/L 含氯消毒溶液消毒。

（3）清洁与消毒记录。每场消毒结束后及时记录，内容包括时间、所用试剂、方法等，并签署操作人和复核人。

（4）清洁与消毒验证。

方法验证，提供清洁与消毒操作记录，确定取样点，确定接受标准限度，确定验证后结果有效性监控或重新验证。

清洁剂和消毒剂残留验证，乙醇的残留验证。

表 6-6-2 为清洁与消毒质控检查表。

表 6-6-2 清洁与消毒质控检查表

项目	标准分值	检查方法	基本要求	评分标准	扣分理由
清洁剂和消毒剂的种类和用量	4	现场检查	清洁剂和消毒剂的选择	一项不符合要求扣1分	
			制备所用容器是否不影响清洁消毒效果		
			消毒剂的浓度		
			是否临用前配制		

项目	标准分值	检查方法	基本要求	评分标准	扣分理由
清洁与消毒规程	13	现场检查	清洁、消毒用品是否合适	一项不符合要求扣1分	
			是否先清洁后消毒		
			清洁与消毒是否及时		
			是否有遗留物或者废弃物没有处理		
			有无粉尘、玻璃屑、污渍等		
			消毒溶液擦拭停留或者浸泡的时间是否充分		
			用消毒溶液擦地面,是否留有死角		
			有无将清洁剂或水喷溅到高效空气过滤器上		
			净化舱、工作台、地面是否每日清洁与消毒		
			门窗、墙面等是否每周清洁与消毒		
			天花板、公共设施是否每月清洁与消毒		
			辅助		
			有无按废弃物性质,套上相应颜色的包装袋		
			危害药品摆药专用筐单独是否浸泡冲洗		
清洁与消毒记录	1.5	现场检查	清洁与消毒结束后是否及时记录	一项不符合要求扣0.5分	
			记录是否符合规定和全面		
			是否有操作人和复核人签字		
清洁方法验证	2	试验室数据判断	所用清洁与消毒剂是否达到预期效果	一项不符合要求扣2分	
清洁剂和消毒剂残留验证	2	试验室数据判断	以75%乙醇为代表,测得的残留数据是否在允许范围内	一项不符合要求扣2分	

第七节　检测（成品输液质量）

一、概述

本节内容主要介绍静配中心调配的成品输液质量检测。成品输液质量管理是静配中心的核心工作,成品输液质量应遵循药物安全、无菌、稳定的原则,包括外观完整、无渗漏、标签记录完整、最终药物成分和含量的准确性与产品体积一致等。

对成品输液质量的控制是规避医疗风险、确保静脉用药安全和提高医疗服务水平的重要保证。医院静脉用药集中调配模式的特殊性，与制药企业生产药品的质量要求有所不同，如何开展院内集中调配成品输液的质量控制已成为当前静配中心工作人员的重要课题。

二、质控内容

（一）常规检查

中心药房每周进行静配中心内部成品输液质量抽查，项目包括外观检查、包装容器检查、标签信息检查、残留量检查等。其中，外观检查包括：输液袋（瓶）有无裂纹；输液有无混浊、沉淀、变色、结晶、异物等。包装容器检查包括：进行挤压实验，有无渗漏现象；确认加药口是否完整。标签信息检查包括：条码信息是否完整清晰；药名、规格、用法用量等是否相符；非整瓶（支）用量是否标识；各岗位操作人员签名是否齐全；危害药品是否由双层塑料袋包装并贴有醒目标记；等等。残留量检查即检查空瓶内药液残留量是否符合内控标准，其中注射液的残留量内控标准是根据标示量的体积百分比进行考察的，而粉针剂的残留量内控标准是根据注入溶媒体积的5%计算的，如果注入溶媒体积≥5 mL，则空瓶内药液残留量≤0.25 mL；如果注入溶媒体积低于5 mL，则空瓶内药液残留量不超过实际注入溶媒体积的5%，如果加药时注入溶媒体积为4 mL，则调配后空西林瓶内剩余药液的残留量不超过0.2 mL。

（二）实验室检测

质控品种类从静配中心实际使用药品品种中随机选取，包含浓溶液和无菌粉末。

1. 无菌检测（每季度抽检）

取供试品输液全量平均抽滤至APY330的3个滤筒中。调节泵速至160 R，以0.1%蛋白胨水溶液为冲洗液，冲洗量为每筒100 mL。以金黄色葡萄球菌作为阳性对照菌，单独冲洗液作为阴性对照，连续培养14 d，逐日观察其结果。取样量为2%或10个（取较少者）。

2. 输液异物，不溶性微粒

每季度抽检，或更换药品品种或输液包装材料时抽检。取供试品一袋，用水将容器外壁洗净，小心翻转20次，使溶液混合均匀，立即小心开启容器，先倒出部分供试品溶液冲洗开启口及取样杯，再将供试品溶液倒入取样杯中，静置2 min脱气泡，置于取样器上，开启搅拌，使溶液混匀（避免产生气泡）。依法测定3次，每次取样应不少于5 mL，记录数据，弃第一次测定数据，取后续测定数据的平均值作为测定结果。取供试品至少4袋。

3. 输液细菌内毒素

每季度抽检。使用 0.125 EU/mL 的鲎试剂，取供试品 1 mL 加 BET 水（细菌内毒素含量极低的检测用水）1 mL，稀释成两倍稀释液，取 1 mL 与浓度 0.5 EU/mL 的细菌内毒素标准品 1 mL 混匀作为供试品阳性；再取两倍稀释液 1 mL 与 BET 水 1 mL 稀释成 4 倍稀释液作为供试品，按照细菌内毒素操作方法进行加样。取供试品至少 2 袋。

（三）文件记录

（1）常规检测及实验室检测保留原始文件记录。

（2）记录异常输液，分析原因，提出改进措施并统计改善结果。

（3）每月自我质控不少于 2 次，并有相关记录。

三、质控流程

中心药房成品输液质控流程见图 6-7-1。

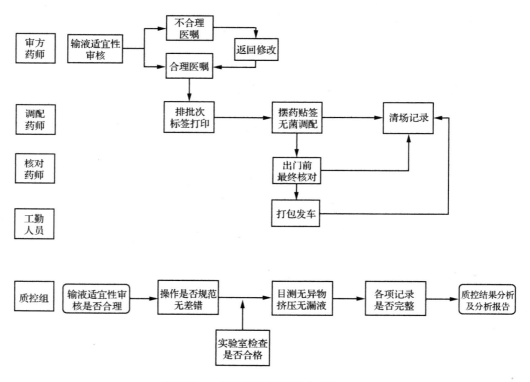

图 6-7-1 中心药房成品输液质控流程

四、质控执行

（1）准备物品。成品输液质量检查项目及评分标准（详见表 6-5-2）、每季度实验室检查准备质控品。

（2）质控人员。质量管理组长，成品输液质控专员。

（3）质控时间。常规检查及文件记录检查，每周一实验室检查，每季度最后一周周一。

参 考 文 献

［1］PEDERSEN C A, SCHNEIDER P J, SCHECKELHOFF D J. ASHP national survey of pharmacy practice in hospital settings：Prescribing and transcribing—2005［J］. Am J Health Syst Pharm, 2006, 63（4）：327 – 329.

［2］BOND C A, RAEHL C L. 2006 national clinical pharmacy services survey：Clinical pharmacy services, collaborative drug management, medication errors, and pharmacy technology［J］. Pharmacotherapy, 2008, 28（1）：1 – 3.

［3］SAGINUR M, GRAHAM I D, FORSTER A J, et al. The uptake of technologies designed to influence medication safety in Canadian hospitals［J］. Journal of Evaluation in Clinical Practice, 2010, 14（1）：27 – 29.

［4］VICEDO T B, C PÉREZ MENÉNDEZ CONDE, ALVAREZ A, et al. The application of new technologies to hospital pharmacy in Spain［J］. Farmacia Hospitalaria, 2007, 31（1）：17 – 22.

［5］王绚, 胡雅慧, 赵耀, 等. 我院 PIVAS 审方平台的优化与实践［J］. 中国药房, 2019, 30（3）：303 – 306.

［6］沈国荣, 王永, 金唐慧, 等. 静脉输液自动加药混合调配系统在我院静脉用药调配中心的开发与应用［J］. 中国药房, 2020, 31（3）：364 – 367.

［7］周丽娟, 王永, 沈国荣. 智能轨道物流传输系统对医院物流传输管理的影响［J］. 抗感染药学, 2018, 15（9）：1571 – 1574.

［8］郁静, 陶敏芳, 周晓辉, 等. 我院住院药房自动化和信息化建设实践［J］. 中国药房, 2015, 26（34）：4824 – 4827.

［9］王玮, 沈国荣, 王永, 等. 我院智慧中心药房管理模式的建设与应用［J］. 中国药房, 2020, 31（23）：2909 – 2913.

［10］金唐慧, 单倩倩, 王永, 等. 配药机器人在静脉用药调配中心的应用［J］. 中国现代应用药学, 2020, 37（13）：1656 – 1660.

［11］雷亚猛, 刘阳. 智慧药房信息管理系统［J］. 电子技术与软件工程, 2019

（1）：47－48.

［12］卢智，张永，王斌斌，等. 医院门诊智慧药房的建设及运营效果分析［J］. 中国医疗设备，2016，31（11）：88－90.

［13］周辉华. 现代医院人文管理初探［J］. 中国药物经济学，2013（5）：431－432.

［14］张敏，刘世军，谷雨. 静脉用药调配中心的国内外发展动态研究［J］. 中国药物经济学，2013（5）：430－432.

［15］肖丽，王欣. 使用全自动包药机单剂量配发药品的经验体会［J］. 中国药房，2008，19（34）：2711－2712.

［16］邓思韵，王玉紫，梁嘉俊，等. 我院全自动药品分包机的软件程序改造［J］. 中国药房，2016，27（1）：73－76.

［17］顾君，雷琼，张健，等. 自动包药机串联自动核对机调剂模式在我院中心药房的建立与应用［J］. 中国药房，2018，29（15）：2135－2138.

［18］汪铁山，王穗琼，庄少雄，等. 我院门诊药房自动化发药系统的建设与实践［J］. 中国药房，2020，31（19）：2415－2421.

［19］肖壮，周崑，朱成华，等. 住院药房定点发药模式的实践与探讨［J］. 中国药业，2020，29（2）：37－39.

［20］陈兴坚，石丽娅，周晓燕，等. 医院门诊药房引进自动发药机利弊的评价分析［J］. 中国医药导报，2016，13（19）：143－146.

［21］郭代红，刘皈阳，孙艳，等. 构建肿瘤住院药房的全方位一体化保障系统［J］. 中国药师，2008，11（6）：712－714.

［22］王丽娟. 门诊全自动发药机在我院的使用情况［J］. 求医问药（下半月刊），2012，10（2）：707－708.

［23］罗俊，韦坤璇，黄振光. 利用药品电子监管码减少医院门诊药房相似药品调剂差错并实现门诊药品的可溯源性［J］. 中国药房，2017，28（28）：3956－3960.

［24］张淞，佟菲，张艳华，等. 自动化智能药柜临床使用的管理与实践［J］. 北方药学，2019，16（7）：155－157.

［25］张琪，梁欣，刘洋，等. 智能药柜在美国医院的应用概况及在我国的发展［J］. 中国药房，2016，27（13）：1865－1867.

［26］宁华，王玲，佟菲，等. 基于智能药柜的住院患者用药分散调剂模式构建［J］. 中国医院药学杂志，2019，39（8）：865－869.

［27］朱翠华，于建立，王卫平，等. 病区使用自动化智能药柜管理药品模式的实践与体会［J］. 中国药房，2017，28（22）：3102－3105.

［28］王咪咪. 自动化智能药柜在 ICU 病房的应用［J］. 中医药管理杂志，2019，27（23）：166－167.

［29］刘玮楠，徐雪蕾，徐园，等. 自动化智能药柜应用于临床药品使用的管理［J］. 护理学杂志，2015，30（19）：71－72.

［30］赵金玲，冯波，许艳，等. 自动化智能药柜在 ICU 临床的应用及管理［J］. 护理管理杂志，2017，17（5）：379－380.

［31］王芳，李莎，卢旺，等. 我院 ICU 病区使用智能药柜前后的工作模式比较与效果分析［J］. 中国药房，2016，27（19）：2660－2662.

［32］沈国荣，王勇，张健，等. 我院中心药房麻精药品智能化管理系统的开发与应用［J］. 中国药房，2018，29（9）：1158－1161.

［33］廖丽文，吴昭仪，张志豪，等. 条形码药品验收系统在我院"零库存"管理中的应用［J］. 中国药房，2014，25（17）：1586－1589.

［34］周雪莹，于忠辉，赵辰阳，等. 应用 PDA 盘点提高门诊药房管理水平［J］. 世界最新医学信息文摘，2016，16（A2）：160－162.

［35］童晶. 智能化轨道物流传输系统在药房配送流程中的运用［J］. 中医药管理杂志，2017，25（20）：72－74.

［36］谢家隆，陈敏仪，谢彦媛. 医院物流机器人在智能化药房中的应用［J］. 中国卫生标准管理，2020，11（11）：20－22.

［37］金珠. 智能用药静脉配置机器人在临床静脉输液配药过程中的应用［J］. 中国卫生标准管理，2018，9（17）：153－155.

［38］叶凌云. 某院中心药房麻醉药品和第一类精神药品的规范化管理［J］. 北方药学，2015，12（4）：145＋99.

［39］周赛赛，谢龙腾，江培兰，等. 智能药柜在基层医院药物精细化管理中的应用［J］. 护理与康复，2019，18（7）：70－72.

［40］眭文洁，王海芳，郑晓娴，等. 法约尔跳板原则在急救药品安全管理中的作用［J］. 中国医院药学杂志，2015，35（18）：1700－1703.